U0008140

世茂出版有限公司
世潮出版有限公司
智富出版有限公司

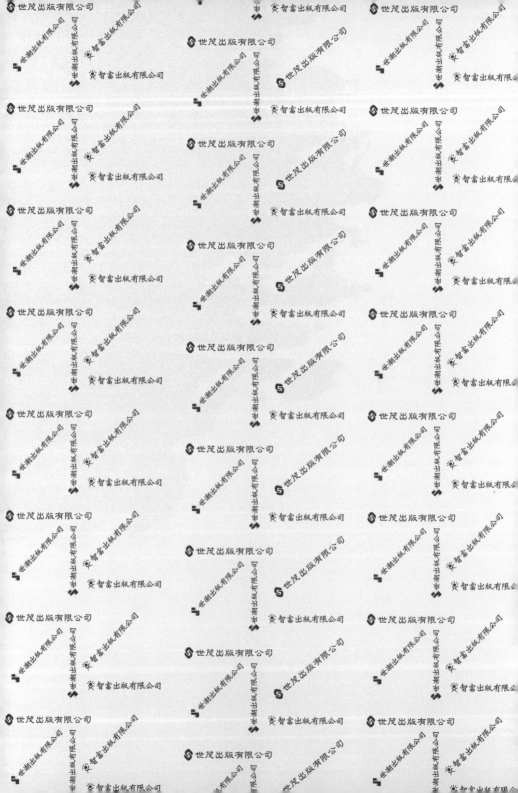

世茂出版有限公司
世潮出版有限公司
智富出版有限公司

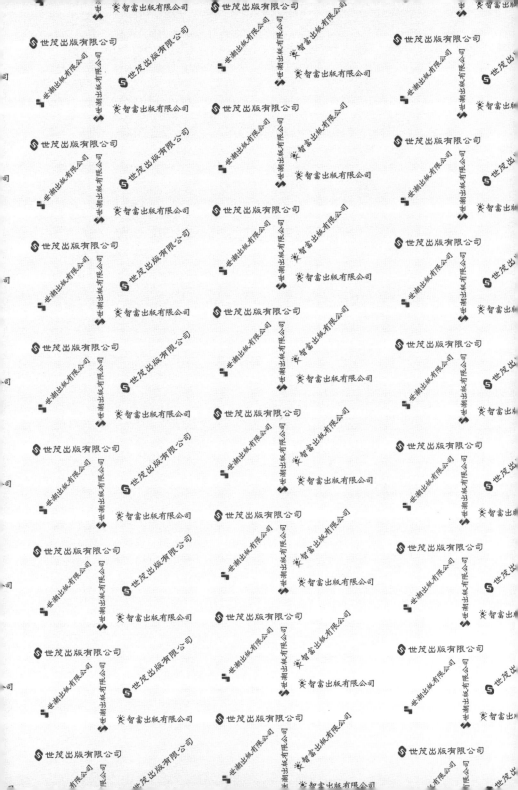

糖尿病有救！
降糖全書

數百種實用小方法，輕鬆降低高血糖

劉維鵬 著

前言

糖尿病是由於荷爾蒙調節及神經調節因遺傳或環境因素導致共同失衡所造成。雖然糖尿病不會致命，但併發症非常危險，因此要小心防治。本書將為各位詳述糖尿病的基本常識，並教您通過飲食、運動、心理、物理治療和用藥來降糖，幫各位擺脫糖尿病的困擾。

引發糖尿病的誘因非常多，以生活方式最為關鍵。因此，防治糖尿病應從養成良好的生活習慣開始。

飲食是治療糖尿病的基礎，所以不論糖尿病的種類、程度，都應遵循相應的飲食原則、均衡營養，從而控制病情。本書不僅闡述糖尿病患者的飲食注意事項，還精心列出生活中常見的降糖食品。

運動是治療糖尿病的重要方法之一。運動可以促進血液循環、增強免疫力，但糖尿病患者選擇運動時需要結合自身的實際情況，量力而行，最好進行有氧運動。因此，本書除了講解運動的原則，也會介紹一些簡便易行的運動方式。

調查顯示，人在情緒激動、高度緊張時血糖會升高。除此之外，對糖尿病的恐懼也會影響治療。對此，本書詳細描述不良情緒對糖尿病的危害，並且貼心撰述調整心態、平穩情緒的方法，皆簡單實用。

迄今，糖尿病仍無法完全治癒，但是可以預防、控制。針對糖尿病，按摩是非常不錯的選擇，既可以增加胰島素分泌，又可以改變體內微循環，而且安全、無副作用。所以，本書專門介紹一些常見且療效甚佳的按摩方法、其他物理療法，幫助各位輔療糖尿病、防治其併發症。

控制血糖，用藥是許多人的首選，但是許多人並不了解糖尿病用藥是有講究的，因而效果不理想。所以，本書也講述了用藥需要注意的事項，並針對不同狀況的糖尿病，為各位推薦常見的藥物。

本書內容全面、語言通俗易懂、推薦的各種方法均實用性很強。通過本書，能讓您深刻感受到：專家教的降糖方法，就是有效！

編　者

目錄

第一章 生活中的降糖小細節

第五章 理療器具幫助降血糖

第六章 合理用藥，穩定血糖

第一章

生活中的降糖小細節

糖尿病的真正可怕之處在於它的併發症。糖尿病可能導致眼、腎、足等部位發生病變，甚至是衰竭，而且不能治癒。因此，本章將為各位講解糖尿病的必知常識、家中測血糖方法及生活中需要注意的細節，幫助各位輕鬆掌握病情、防治糖尿病及其併發症。

一、不可不知的糖尿病常識

糖尿病是一種血液中葡萄糖濃度易升高的常見疾病，不但會影響生活，還有可能因為併發症死亡。所以，了解糖尿病的常識非常重要。

了解糖尿病和「糖」

糖尿病是一種累及全身、需要終身治療的疾病。許多糖尿病患者都不知道自己已經患病多年，直到出現許多嚴重的併發症才去醫院檢查。不懂如何自行檢查、缺乏必要的糖尿病知識，使糖尿病患者的病情不能得到及時控制，導致病情加重。

懂不懂糖尿病知識，對患者的治療很重要。只有懂糖尿病知識的患者才能正確了解疾病、面對現實，既不被所謂的「終身性」疾病所嚇倒，也不會任其發展。糖尿病患者應認識到，治療和控制糖尿病是三分靠醫生、七分靠自己。依靠自己學到的糖尿病知識，可以規範自己的飲食起居，做好自我監測，為醫生調整藥物治療提供可靠的依據，進而更好地控制病情。

相關調查顯示，了解糖尿病知識的患者，因為血糖控制得好，在發病後三十～五十年，仍像健康人一樣生活著。而把自己的疾病交給醫生，出院後就不治療的患者，在短短幾年內就可能出現種種嚴重的併發症，甚至導致死亡。因此，學習必要的糖尿病知識十分重要。

一般人所理解的「糖」，指的是食糖或白糖，統稱為蔗糖；而糖尿病檢測中的血糖或尿糖裡的「糖」指的則是葡萄糖。碳水化合物也可稱之為「糖類」，因為碳水化合物中含澱粉等多糖成分，也含葡萄糖、蔗糖等單雙糖成分。

像葡萄糖、蔗糖等單雙糖，並不適合糖尿病患者食用。只有糖尿病患者出現了低血糖症狀時，才可以適當吃一些含糖食物，補充體內血糖。糖尿病患者並非完全不能進食糖類，而是應適量且宜選擇食用白糖。食用糖類之後，糖尿病患者應相對減少主食的攝取量，使熱量達到平衡、血糖保持平穩。

什麼是高血糖

當血糖值高過人體正常標準，就會形成高血糖症，它可能是在幾個小時或幾天內形成。

短時間、一次性的高血糖對人體傷害不大。糖尿病患者應將暫時的高血糖現象和糖尿病臨床症狀區別開來，正確看待高血糖現象。

患肝臟疾病時，肝糖原儲備減少，會出現高血糖現象；腦中風、燒傷、心肌梗塞、劇烈疼痛等也有可能引起高血糖，此時胰島素拮抗激素、促腎上腺皮質激素、腎上腺髓質激素、生長激素等分泌增加，胰島素分泌相對不足，就會使血糖升高；當人感覺到飢餓或患有慢性疾病，體力會下降，引起糖耐量減低，使血糖升高；糖皮質激素、噻嗪類利尿藥、速尿、女性口服避孕藥、菸鹼酸、阿斯匹林、消炎類藥物，也可引發一次性的血糖升高；一些內分泌性疾病如肢端肥大症、皮質醇增多症、甲狀腺功能亢進症等，可引發繼發性糖尿病；胰腺疾病，如胰腺炎、胰腺癌、血友病、胰腺外傷等，可成為血糖升高的發病源。

「三多一少」症狀加重、減輕或者緩解，是判斷糖尿病治療效果的指標之一。糖尿病患者應時刻注意自身症狀的變化，一次血糖升高並不意味著病情加重。糖尿病患者突然食用過量主食、停止運動或進行過於激烈的肌肉運動後，都有可能出現血糖升高的現象。此時只要恢復平時的飯量及運動量，血糖自然會降下來。

一些感染及創傷也有可能使血糖升高。有時，糖尿病患者若不當服用降糖藥物，及頻繁的低血糖也會影響血糖值，造成血糖突然升高，令患者誤以為是病情加重。

進行胰島素治療時，若突然改變注射部位，因不同部位對胰島素吸收不同也會導致血糖升高。總之，如果血糖突然升高，應先考慮以上因素，再判斷是否為病情加重而引起的血糖升高。

尿糖試紙如何用

尿糖試紙是用來檢測尿糖情況的專用試紙，主要是將葡萄糖在葡萄糖氧化酶的作用下，以及過氧化氫在過氧化氫酶的催化下而產生的無色化合物固定在試紙上，所形成的酶試紙。

尿糖試紙的使用方法很簡單，將試紙浸入尿液中，約二秒鐘後取出。擱置三十秒左右觀察試紙帶上的顏色，與對比板上的顏色進行對比，取得結果。

測試結果分陽性和陰性。若試紙顏色為藍色，說明尿中無糖，代表陰性；若試紙顏色為棕紅色，說明尿中含糖量較高，代表陽性。顏色越深，含糖量越高。

尿糖和血糖

尿糖監測是糖尿病治療達標的重要指標之一，日常生活中，糖尿病患者應隨時自我監測尿糖，及時了解病情變化，輔助醫生治療。

自我監測尿糖時，一定要準備留取尿標本，尤其是留取四次尿和四段尿。用本氏液化驗尿糖時，患者應注意假陽性問題。如果在監測尿糖時服用了維生素C、水合氯醛、對氨基水楊酸、異煙肼、磺胺、四環素、烏洛托品、嗎啡等藥品時，化驗結果就有可能出現假陽性。

即使監測結果尿糖為陰性，也不能排除糖尿病的可能。如腎糖閾升高，正常的腎糖閾值是八・九～十・〇毫摩爾／升，血糖不超過十・〇毫摩爾／升時，尿糖為陰性；腎病患者或老年腎小管功能低下者罹患糖尿病時，尿糖也有可能是陰性；糖尿病發現較早，血糖未達到十・〇毫摩爾／升時，尿糖也是陰性；當化驗試劑過期或操作失誤，尿糖可能會出現假陰性。

檢測血糖前，糖尿病患者不宜停藥，檢測出來的結果才能準確反映出病情，方便醫生診斷與治療。血糖的檢測時間應嚴格按照醫生規定的時間對血糖進行密切監測。若需要檢測餐後血糖，應按照平時的飲食習慣進食，以免檢測結果出現偏差。有些患者會忽略餐後血糖的重要性，其實，很多初期糖尿病患者的血糖只會在餐後升高，因此，只有檢測餐後血糖，才能真正了解病情的發展。

另外，進行血糖檢測時，應避免劇烈運動。一直接受胰島素治療的糖尿病患者，應進行各個階段的血糖檢測，待血糖平穩後，才可慢慢調整檢測時間的間隔。

糖尿病也會出現低血糖

當一個人的血糖值低於四・〇毫摩爾／升，就會出現低血糖症狀，出現發抖、頭暈、飢餓、心跳加速、疲倦或虛弱等症狀。如果治療不當或血糖繼續降低，可導致患者神經錯亂、言語模糊、打瞌睡甚至昏厥。

糖尿病的主要症狀是血糖偏高，但有時也會出現低血糖症狀。尤其是在使用胰島素或口服降糖藥治療過程中，糖尿病患者很容易出現低血糖。嚴重者會損傷腦組織，昏迷不醒，甚至危及生命。

症狀輕、意識清楚的低血糖患者應立即食用白糖二十五～五十克，如血糖仍偏低可再吃含糖食物以緩解病情。重症有精神症狀及意識不清者應立即檢測血糖，並靜脈注射五十％的葡萄糖六十～一百毫升，個別患者需注射一百毫升以上。患者清醒後應補充一些含糖食物，以防再出現低血糖症狀。

如何正確測量體溫

糖尿病患者在檢測血糖的同時，還應隨時掌握自己的體溫。一般來講，可將體溫計放在口腔、腋窩及肛門中測量體溫。人體腋下的正常體溫是三十六・〇～三十七・二℃，口溫比腋溫高〇・五℃，而肛溫又比口溫高〇・三～〇・五℃。

糖尿病患者應學會正確使用體溫計，這樣才能測量到較為準確的體溫值，便於掌控病情。使用體溫計之前，應先將體溫計的水銀柱甩到三十五・五℃以下，然後根據不同患者、不同情況放置在不同部位進行測量。

七歲以上能夠合作的兒童和成人可使用口溫計測量體溫，口溫計測量體溫所用時間為三分鐘，但此法很容易受冷熱食物的影響而出現誤差，所以最好在用餐三十分鐘以後測試。肛溫計適用於七歲以下小兒、有口腔疾病或精神病的患者、昏迷患者等，只需三分鐘，也較準確。但使用肛溫計時需注意，要在水銀表上塗抹潤滑劑，如石蠟油、凡士林軟膏等，然後再插入肛門二．五～三．〇公分處。腋溫計是較常見的體溫測量方式，測量時間為五～十分鐘。測量時應將水銀頭放在腋窩，使腋溫計貼緊皮膚，屈肘，可手扶對側肩部以夾緊腋窩。

糖尿病患者離不開「五寶」

生活中，有五件寶貝是糖尿病患者無論如何也離不了的。

第一件——血糖機。糖尿病患者應在家中自備血糖機，以隨時監測血糖值，掌握病情發展情況。很多糖尿病患者會出現一些異常情況，此時若用血糖機測定血糖，便能了解是否為血糖波動所引起。

第二件——食物秤。糖尿病患者應嚴格控制飲食，不吃含糖量高的食物並控制食量，以免攝取過多熱量使血糖升高。

第三件——血壓計。糖尿病患者有時會併發高血壓，尤其是老年糖尿病患者經常會出現高血糖、高血脂、高血壓「三高」症狀。因此，血壓計也是糖尿病患者生活中必不可少的。

第四件——電子體重計。電子體重計對因肥胖而引起的糖尿病患者十分有用，患者可隨時監測自己體重，掌握身體最新情況。

第五件——家庭藥箱。糖尿病患者應準備一個家庭藥箱，將常用醫療用品放在裡面，方便找尋，像體溫計、常用降糖藥、血糖試紙等，都可以裝進家庭藥箱中，以免急用時還要四處翻找。

什麼是無症狀糖尿病

有一部分糖尿病患者較為特殊，被稱為「無症狀糖尿病患者」，多見於中老年糖尿病患者。他們往往在開始時沒有任何症狀，直到出現糖尿病併發症時才查出患有糖尿病。

一般來說，這類患者只有在血糖值高於十五毫摩爾／升並持續較長時間後，臨床上才會出現明顯的「三多一少」症狀。他們所檢測出的日常血糖值也比其他糖尿病患者低得多，若不是血糖過低，繼而出現「三多一少」症狀，他們患糖尿病的事實還將被「隱藏」下去。

四次尿和四段尿

尿液檢查是血糖檢測的最簡單方法。尿液檢查無痛、快速、方便，患者可自行檢測。雖然尿糖不一定能如實反映血糖值，但在大多數情況下，尿糖和血糖還是能保持一致。因此，尿糖檢測不失為一種監測糖尿病病情的好方法。

「四次尿」是尿液檢查中比較簡單的一種方法。所謂「四次尿」，通常是指早、午、晚餐前及睡前留取的尿液，分別反映這四個時間點的尿糖值，間接反映患者的血糖值。

留取四次尿時，糖尿病患者應提前半小時排一次尿，將之前的尿液排出體外，到時間時再取一次尿。這樣各個時間點的尿才不會混合在一起，能更準確顯示出尿糖值。但是這種檢測法測定的結果也會出現偏差，例如腎臟排糖閾值偏高時，患者的血糖會很高，但測定的尿糖結果卻是陰性。

四段尿是尿液檢測血糖的一種方法，是指收集早飯後至午飯前（第一段），午飯後至晚飯前（第二段），晚飯後至晚間睡前（第三段）及晚間睡後至第二天早飯前（第四段）的尿，並對其進行尿糖檢測。

留取四段尿的每段時間結束時，一定要排一次尿，以作為這段尿的結束和下段尿的開始。段尿尿糖測定可以更加完整反映不同時段尿中糖的排泄量，比次尿尿糖測定更加敏感，更容易了解病情。

糖尿病患者在血糖控制初期，最好先測四次尿，再測四段尿。一般情況下，四次尿呈現陽性時，四段尿也多半是陽性。如果四次尿轉陰後，糖尿病患者想了解全天的血糖控制，便可改測四段尿以監測血糖。

經期血糖也會發生變化

女性糖尿病患者在月經期，飲食習慣和體內荷爾蒙都會發生變化，故月經期前後的血糖值也會有較大變化。

有些女性糖尿病患者在月經期前後飯量會突然增加，這樣會使得熱量的攝取增加，血糖升高。女性糖尿病患者在月經前，雌激素會升高並增加胰島素的需求量，從而使血糖值出現變化。但這種變化並不是雜亂無章，而是有規律的，只要找到這種規律並經常檢測血糖，及時調整胰島素的用量，便可以輕鬆度過月經期。

值得一提的是，越年輕的女性糖尿病患者，月經前後的血糖值變化越大。因此即使其病情較輕，也應在特殊時期多加注意自己的血糖變化。

妊娠糖尿病的高危險群

妊娠糖尿病與孕婦的生理反應有很大關係，懷孕女性應及時去醫院接受健康教育及各項檢查，減少妊娠糖尿病的發病機率。那麼，有哪些人是妊娠糖尿病的高危險群呢？

有糖尿病家族病史者。如果孕婦的家族中有糖尿病患者，就要經常監測自己的血糖。糖尿病有遺傳性，家族中有遺傳基因，就有可能患上糖尿病。孕婦在檢測血糖時，若發現異常，應立即進行詳細地檢查。

體形豐滿、肥胖者。孕婦在懷孕前體型較胖或孕期體重增長過快，就要預防罹患妊娠糖尿病。

高齡產婦。一般來說，二十八歲是懷孕的最佳時間，超過三十五歲便屬於高齡產婦，很容易患妊娠糖尿病，且引發併發症的機率也會增大。

妊娠糖尿病不僅對孕婦身體造成傷害，還會影響胎兒正常發育。若妊娠糖尿病患者血糖控制不理想，常會出現早產、流產、胎兒畸形等情況。若患者發生以下情況，則應立即終止妊娠。

糖尿病患者經治療後病情仍繼續發展，病情惡化者；出現高血糖酮酸中毒者；發生低血糖反應，且長時間昏迷不醒者；胎兒宮內發育停滯、畸形者；營養不良，並發生惡性神經病變者；併發妊娠高血壓者；羊水過多及肝腎功能嚴重受損者。

最好每週看一次醫生

糖尿病患者復診的頻率應根據自身的具體情況來定，如病史長短、是否有糖尿病併發症、併發症是否嚴重等，都是影響糖尿病患者多久看一次醫生的因素。

一般來講，進行血糖控制時，糖尿病患者可兩週去看一次醫生，但最好是每週去一次；當血糖慢慢得到控制，排除嚴重併發症的可能性後，應一～三個月去看一次醫生；病情控制得十分理想，也應每半年去看一次醫生，對眼睛和腎臟進行必要的檢查，以便及時檢測出併發症。

此外，沒去看醫生時，應學會處理突發事件，如突然出現高血糖反應，或突然發病時應該如何處理，這些皆需全面掌握。患者還可以結識一些糖友，向他們「取經」。

什麼是晨僵現象

晨僵是類風濕患者會出現的一種症狀，即患者晨起或停止活動一段時間後受累關節出現僵硬感且活動受限，嚴重者會引發全身關節僵硬感。出現晨僵的主要原因是睡眠或活動減少時，受累關節周圍組織滲液或充血水腫，引起關節腫痛或僵硬不適。患者起床或開始活動後，隨著肌肉的收縮，晨僵現象也會隨之緩解。

有些糖尿病患者會出現手部晨僵現象，這是因為長時間的高血糖使手指關節周圍組織的運動靈活性降低，導致手指僵硬，但血糖控制較好的糖尿病患者很少出現晨僵現象。目前市面上並沒有治療晨僵現象的特效藥，所以說，盡可能把血糖控制在正常範圍內是遠離晨僵的最好辦法。

什麼是糖尿病微血管病變

糖尿病微血管病變是指糖尿病患者小動脈、微血管及小靜脈發生病變，可使微血管基底膜增厚，微循環發生異常，導致各種併發症。糖尿病患者一旦發生微血管病變，輕則癱瘓，重則死亡。

糖尿病微血管病變的範圍十分廣泛，從腎小球到眼底，從神經系統到心肌、肌肉等的微血管，都有可能發生病變，進而引發腎臟病變、眼底病變及神經病變等。糖尿病患者發生微血管病變後，會出現微血管基底膜增厚、微血管內皮細胞增生、微血管扭曲、畸形等症狀，還會形成微血管瘤，威脅生命。

若糖尿病早期沒有有效控制，微血管就會出現改變，血糖得到控制後，症狀又會自然消失。若病情長期無法控制，則會引起不可逆的病變，造成微血管病變。因此，控制血糖是預防糖尿病微血管病變的主要方法之一。

瘦子也會得糖尿病

很多人對糖尿病的認識有誤解，認為糖尿病是胖子的專利，跟瘦子無關。其實不然，雖然肥胖是引發糖尿病的一大誘因，但瘦子也有可能患上糖尿病。

糖尿病的發病主因是體內胰島細胞功能出現缺陷，導致胰島素分泌不足，血糖升高。糖尿病患者的典型症狀是「三多一少」，即吃飯多、喝水多、排尿多，體重卻越來越輕。這些症狀都是因為患者體內的胰島素分泌不足，不能儲存能量所致。當瘦子吃得越來越多，體重卻一直下降，就有可能是糖尿病找上門了。總之，無論胖瘦，都有可能得糖尿病。

預防糖尿病腎病變

糖尿病患者的血糖若控制不穩定，很容易引發各種急、慢性併發症，糖尿病腎病變便是其中之一。尤其對於伴有高血壓症狀的糖尿病患者來說，長期高血糖會加重腎臟負擔，久而久之，便會引發糖尿病腎病變。糖尿病腎病變會嚴重損害人體腎臟功能，因此，預防糖尿病腎病變迫在眉睫。

糖尿病患者預防糖尿病腎病變的發生，應從控制血壓做起。日常生活中，要嚴格控制飲食，避免因不良飲食習慣而加重腎臟負擔。糖尿病患者可以進行早期干預性治療，增加胰島素的敏感性，減少尿蛋白的濾出，起到保護腎臟的作用。同時應禁服那些不利於腎臟功能的藥物，以免損傷腎臟功能，加重病情。

預防骨質疏鬆症

當糖尿病患者有明顯骨痛且肌肉無力時，很有可能患上了糖尿病骨質疏鬆症。這時就會出現尿糖與尿鈣升高，血糖與鹼性磷酸酶數值升高的狀況。

糖尿病骨質疏鬆與老年性骨質疏鬆並不一樣，前者是由患者代謝紊亂引起的，而後者則是因為成骨細胞活性降低，導致骨生成減少。在治療上，糖尿病骨質疏鬆患者應先治療糖尿病，控制好血糖後再服用一些可改善骨質疏鬆的藥物。當血糖得到控制時，骨質疏鬆也會隨之得到改善。因此，預防和治療糖尿病骨質疏鬆的前提都是控制好血糖。

小心脂肪肝

研究發現，糖尿病患者患脂肪肝的機率明顯高於普通人群。糖尿病和脂肪肝都屬於代謝紊亂所引發的疾病，致病機制大致相同。因此，很多人在罹患糖尿病後，又會發現罹患了脂肪肝。

這種情況其實是可以避免的。在發生脂肪肝之前，糖尿病患者應戒煙、戒酒，並嚴格控制飲食，每天攝取充足蛋白質，同時少吃含糖高的食物，還應避免吃刺激性食物。

運動對於糖尿病患者來說也很重要。每天持續運動，是預防脂肪肝的重要措施。適度的運動可消耗脂肪，起到減肥的效果，避免發生脂肪肝。患者還應遵醫囑合理用藥，禁服對肝臟有害的藥物。

睡覺時突然腳痛

許多糖尿病患者都會有以下經歷，夜晚熟睡時，突然腳部一陣疼痛而驚醒。這一現象可以用醫學術語「疼痛性神經病變」來解釋，但其發病的具體機制目前仍缺乏更直接且明確的解釋。

疼痛性神經病變常表現為腳和腿部突然出現針刺感、麻木感或火燒感，尤其是深夜熟睡之時最容易發生。男性糖尿病患者多發這種神經病變，尤其是有吸煙史、糖尿病病史較長、血糖失控的患者更是多見。

糖尿病患者一旦出現疼痛性神經病變就會很難治癒，所以最好的辦法就是通過控制血糖來預防。如果已經出現疼痛性神經病變，可通過一些措施抒緩部分疼痛，如服用一些抗憂鬱藥物、在腳上擦拭外敷藥膏等。

糖尿病足的分級

糖尿病足是糖尿病最常見的併發症之一，治療不及時便只能截肢，嚴重影響糖尿病患者的身心健康。按照糖尿病足的潰瘍程度和病情，可將其分為六級。

糖尿病患者足部無任何創傷，下肢卻已經出現神經病變或血管病變時，被定為〇級。這類患者應學會在日常生活中保養雙腳，並定期進行檢查，預防潰瘍。

糖尿病患者足部有表淺性潰瘍發生時，視為一級。這類患者的潰瘍只是皮下潰瘍，還未深達筋膜，只要積極配合治療，一般都能痊癒。

糖尿病患者足部出現潰瘍，潰瘍只到筋膜卻未傷害深部肌肉時，視為二級。這類患者只要積極治療，病情逐漸緩解後便可不受截肢之苦。

糖尿病患者足部病變已經深至肌肉，甚至傷到了骨骼，視為三級。這類患者必須使用抗生素進行長時間治療，部分患者可避免截肢。

糖尿病患者足部出現壞疽，視為四級。這類患者需截肢治療，但截肢後還能保留部分足功能。

糖尿病患者出現全足壞疽，視為五級。這類患者必須進行截肢治療，且足功能一般無法保留。

手腳潰爛是糖尿病惹的禍

有些人會經常莫名其妙出現手腳潰爛現象，去皮膚科檢查、治療，卻怎麼也治不好。其實，這可能是糖尿病惹的禍。

糖尿病也會併發手腳潰爛的症狀，主要是因周圍神經病變或血管病變及不良的衛生習慣所引起，糖尿病足也屬其中之一。若不及時治療，還有可能發生下肢潰瘍、壞疽等嚴重後果，甚至需要截肢治療。

很多時候，人們認為手腳起泡、掉皮只是一般的皮膚病，便自行用藥，結果越治越嚴重，甚至導致手腳表面皮膚潰爛、流膿。此時如果去醫院檢查，皮膚科醫生也不一定能診斷出真正的病因，只會開些皮膚類藥物，但用藥後卻往往一點效果也沒有，反而使病情加重。

生活中如何護足

糖尿病足是糖尿病較常見也較嚴重的併發症之一，為了防止足部發生病變，糖尿病患者一定要保持雙足的乾燥。每次洗完腳後最好能擦上一些護膚保養品，以防足部皮膚皸裂。如果患者腳部皮膚已經變得乾燥或者皸裂，應每日塗擦兩次，逐漸改善足部皮膚狀況。

如果患者足部趾縫有汗多或發紅的情況，可以用一些含有甲醇的洗劑來塗抹足縫。如果塗抹幾天仍不見效，應立即去醫院進行檢查，以免引發足癬。

修剪腳趾甲的時候，糖尿病患者不宜將其剪得過短且需橫向剪直，可用小銼子銼圓剪好的趾甲邊緣。如果發現趾甲異常，應盡快就診。

老年糖尿病患者是缺血性腦中風好發人群

老年糖尿病患者應加強防範的併發症是缺血性腦中風。缺血性腦中風是動脈阻塞後出現相應部位腦組織的損壞，經常會伴有出血症狀。

要預防缺血性腦中風就要嚴格控制血糖值。長期高血糖會提升血黏度，增加動脈阻塞的危險性。還應積極控制飲食，並在醫生指導下服用降糖藥，持續運動，以預防缺血性腦中風。

伴有高血壓、高血脂等併發症的老年糖尿病患者，發生缺血性腦中風的機率更大，因此應及時降低血壓，長期持續抗血栓治療，以防形成血栓，發生缺血性腦中風。患者一定要養成良好的生活習慣，平時多吃含纖維素的食物，以維持血壓血脂，並適量運動增強心血管功能。注意保暖也能有效預防缺血性腦中風。

避免創傷性檢查

糖尿病患者應避免皮膚損傷，少做創傷性檢查，以減少不必要的病痛。

如果必須進行創傷性檢查，應選擇創傷性較小的方式，將風險降至最低。進行創傷性檢查前，患者應控制自己的血糖。若血糖控制不佳，則不宜進行創傷性檢查。檢查時，創傷性小的，可口服降糖藥控制血糖；如果需要進行創傷性較大的檢查，必要時應使用胰島素以控制血糖。

糖尿病患者進行創傷性檢查後應多休息，還要注意創面感染及癒合問題，也不宜過度疲勞，以免造成抵抗力下降，引發感冒等病症。

二、細節，決定血糖的變化

常言細節決定成敗，生活細節還會決定是否會患上糖尿病。因此，本節將全面闡述生活中可能誘發或加重糖尿病的細節。

睡不好易患糖尿病

長期睡眠品質差，會使人體的皮質醇和腎上腺素變得活躍，直接影響人體吸收和利用糖分，增加患糖尿病的機率。

也有研究發現，如果一個人習慣下午小睡一會兒，患糖尿病的可能性會大大增加。若一個人每週至少小睡一次，患糖尿病的可能性會比不睡的人增加四分之一左右。

喜歡下午小睡的人運動時間會大為減少，這容易增加體重，導致肥胖，提高患病機率。即使不考慮肥胖因素，糖尿病也愛找上有小睡習慣的人。因為下午小睡會擾亂人們晚上的正常休息，很容易導致失眠或入睡太晚，使睡眠時間減少。

下午小睡之所以能引發糖尿病，主要是因為小睡醒來時會啟動人體的一些工作機制，例如抑制胰島素的產生和工作，使血糖暫時失控。長時間的血糖反復就會引發糖尿病。

打鼾是健康的大敵

很多人都會打鼾，所以不認為打鼾對人體有什麼傷害，甚至覺得打鼾是睡得香的表現。事實上，打鼾是人體健康的大敵，被稱為睡眠呼吸中止症候群。它會使呼吸反復暫停，容易造成大腦、血液缺氧，形成低血氧症，從而誘發高血壓、心肌梗塞及心絞痛。

研究發現，高血壓、糖尿病及心血管疾病的患者更易發生打鼾，尤其以酗酒者和肥胖者居多。如果糖尿病患者經常打鼾，就會影響到血糖，容易引起血糖波動，並增加患心血管疾病的可能性。嚴重者會引起窒息，甚至死亡。

此外，如果糖尿病患者長期服用鎮定劑，就會增加打鼾的可能性，引起缺氧，導致渾身無力、記憶力下降。

看電視是兒童糖尿病的禍首

看電視也能看出糖尿病？感覺像是天方夜譚，但這卻是事實。研究發現，如果兒童每天看電視的時間超過兩個小時，就容易越來越胖，增加患糖尿病的機率。

肥胖是導致糖尿病發生的重要因素之一，很多人都知道這一點，但卻不知道看電視很有可能是兒童患糖尿病的罪魁禍首。人們在看電視的時候一般都會保持坐姿，且長時間不變。還有很多人喜歡躺著看電視，經常如此就會使大量脂肪堆積在體內無法消耗，於是便會引起肥胖。尤其是兒童，他們對很多電視節目都感興趣，一坐在電視前面便不再移動，本該玩耍、運動的時間，也都花費在看電視上，從而使糖尿病有機可乘。

除了看電視，將過多時間和精力放在電腦上，也成了兒童患糖尿病的另一大隱患。電腦比電視更吸引兒童的注意力，而且學校也注重電腦學習。很多學校還開辦了網路教學實驗班，使兒童花費在電腦上的時間越來越多。久坐不動容易引起肥胖，而肥胖就有可能引發糖尿病。

洗澡水溫不宜過高

糖尿病患者的洗澡水溫不宜太高，一般在三〇～四〇℃比較適宜。尤其是伴有肢端神經病變的患者，有時會出現感覺障礙和感覺異常，更應避免水溫過高以防後知後覺引起燙傷。

中老年糖尿病患者在洗澡時應注意體內水分和油脂的平衡，洗澡前最好喝一杯水，不僅有利新陳代謝，還能避免脫水。洗澡過程中應注意保暖，避免受寒、吹風。沐浴完應立即擦乾皮膚，以防感冒。值得一提的是，糖尿病患者在飯前飯後三十分鐘內都不宜沐浴。飯前空腹洗澡，容易發生低血糖休克，出現虛脫暈倒等症狀；飯後沐浴會降低胃酸分泌，影響食物的消化和吸收。

糖尿病患者也可進行藥浴，可採用四肢浴或坐浴的方式。四肢浴根據症狀和部位不同來決定藥液的多寡。洗浴方法可以分為浸泡、淋浴或半身沐浴；坐浴可使藥物較長時間作用於身體。糖尿病患者可根據自身情況，選擇適宜的藥浴方式。

什麼是糖尿病視網膜病變

糖尿病併發症中，視網膜病變也很常見。糖尿病視網膜病變屬於微血管併發症，患糖尿病多年的患者最容易發生視網膜病變。

糖尿病視網膜病變可分為非增殖性和增殖性視網膜病變兩個階段。非增殖性視網膜病變屬於早期階段，主要表現為眼底視網膜出現微血管瘤，常發生出血和滲血現象。發病時，眼底滲出的血液會擋在視網膜黃斑前方，導致視物不清。眼底出血被吸收後，症狀可逐漸改善。

如果早期階段，視網膜病變沒有得到良好的治療，患者眼底出血的症狀將會越來越嚴重。長時間缺血、缺氧會使患者的視網膜上長出新的微血管，這時非增殖性視網膜病變便進入了增殖性視網膜病變階段，很容易發生視網膜剝離，導致失明。

因此，糖尿病患者在積極控制血糖的同時，還應定期做眼底檢查，預防視網膜病變。

少染髮

有些中老年糖尿病患者，為了保住自己的「顏面」，使自己看起來更年輕而選擇焗油、染髮。但常用的染髮劑有可能引起一些過敏反應。症狀是頭皮發癢、伴有紅色丘疹或水皰，抓破後會潰爛、結痂，嚴重者可波及面部和頸部。

染髮劑類化學物質對糖尿病患者的危害很大，不僅傷害頭髮，而且出現變態反應延續的時間會比較長，很可能加重病情。為了防止染髮劑過敏及其他不良反應，糖尿病患者無論是在家還是在美容院染髮時，都應先做皮膚試驗。

長期腹瀉與糖尿病的關係

有些早期糖尿病患者並沒有出現「三多一少」症狀，而是長期腹瀉。他們用了不少抗生素、止瀉藥卻仍不見好轉，最後去醫院檢查才發現血糖偏高，被診斷為糖尿病。當患者將血糖控制到正常值，腹瀉就會不治而癒。

人體若長期高血糖會導致腸道微血管發生病變，使自律神經功能受損，進而導致腸蠕動失調、腸道內大量細菌滋生。腸道的消化吸收功能受損，便會引發腹瀉。

臨床上，約有二十％的糖尿病患者會發生腹瀉，頑固性腹瀉更是此類患者的突發症狀。當患者發生腹瀉，大便多為稀水樣或軟便且量不多，無血便，更沒有明顯的腹痛症狀。有時還會出現腹瀉與便祕交替現象，若血糖控制不好還會加重腹瀉，甚至危及生命。

腹瀉時可補維生素B

維生素B是一類維生素的總稱，是人體不可缺少的營養成分，能參與體內糖、蛋白質及脂肪的代謝，是糖代謝中的關鍵性物質。被世界公認的維生素B共有九種，都是水溶性維生素，只能在人體中滯留幾個小時，所以必須每天補充。

人體內幾種維生素B同時發揮作用，才能維持皮膚及肌肉的健康，增強免疫系統及神經系統的功能。各種維生素B之間是相輔相成的關係，一種維生素B增加，其他幾種維生素B的需求量也會隨之增加。

糖尿病患者如果缺乏維生素B，可能引起胃腸道病變，出現腹瀉、便祕或兩者交替的情況。此時除了繼續控制血糖，還應補充維生素B，以緩解胃腸道不適症狀。腹瀉症狀較輕的患者可口服複合維生素B進行治療，並且多吃一些含有維生素B的食物，例如牛肉等；如果腹瀉症狀較重，則應立即去醫院治療，以控制病情。

皮膚異常可能是糖尿病

皮膚是人體與外界環境的隔離層，對身體起著保護作用，同時還能通過一些異常反應，有助判斷身體所患疾病。例如皮膚的某些症狀可以讓我們及早發現糖尿病腎病。當糖尿病患者察覺自己的皮膚出現以下症狀，應及時到醫院進行檢查，以免延誤病情。

皮膚出現紅斑。當患者皮膚出現類似於灼傷性水皰類紅斑，很有可能是糖尿病腎病。這種水皰壁極薄，水皰中含有透明狀漿液，常長在指、趾、手足的背部或底部邊緣，不經治療會自行恢復，但會反覆出現。

出汗異常。患者經常會無緣無故出現出汗、多汗現象，有時甚至會大汗淋漓，常發生於上肢或軀幹。這有可能是併發腎病的徵兆，應及早去醫院檢查。

毛囊炎。患者在後頸枕部出現膿頭痱子樣的炎症，觸摸會感覺到疼痛，若不及時治療，可發展為癤子。一旦排出膿液，炎症會自行消除，但會反覆發作。

小心皮膚受損

糖尿病患者若血糖控制不穩定，將會引起各種併發症，皮膚作為人體最大的器官之一，自然容易受牽連。糖尿病常因皮膚乾燥、脫皮而引起皮膚搔癢，一旦抓破，便會使各種細菌進入皮膚，最後導致毛囊炎。若皮膚搔癢治療不及時，會加重病情，甚至引起敗血症。

糖尿病患者應注意保持皮膚的清潔，除了洗臉，每天臨睡前還應泡泡腳，避免皮膚因過於乾燥而產生損傷。另外，有些女性糖尿病患者因為工作原因必須化妝，很多時候在不知不覺中對皮膚造成傷害，甚至導致毛囊炎。因此在化妝時，應選用一些溫和的化妝品，並在晚上睡覺前徹底卸妝，再塗抹一些保濕護膚品，以避免皮膚乾燥。

什麼是味覺性多汗症

味覺性多汗症多發生在腮腺手術後，主要表現為咀嚼或味覺受刺激而引起副交感神經與奮，從而引發面部潮紅和出汗的症狀。糖尿病有時也會引起「味覺出汗」，可以將其看作是糖尿病的一種併發症。

糖尿病患者患上這種併發症後，每次咀嚼食物就會出汗，雖然具體原因尚不明確，但有專家稱這種現象可能與糖尿病患者長期血糖偏高有關。有些併發味覺性多汗症的糖尿病患者在大量出汗的同時，還會伴有頸胸部皮膚發紅的現象。一般情況下，此類糖尿病患者只要嚴格控制血糖值，避免食用特殊食品即可自行痊癒。

糖尿病患者應注意，乳酪和巧克力是最容易導致人體出汗的食物，除此之外，泡菜、酒精、食醋和一些較鹹的食物，也會讓人大汗淋漓。

謹慎拔牙

糖尿病患者的血糖較高，抵抗力較差，再加上血管、神經等併發症，很容易感染各種疾病。俗話說「病從口入」，所以除了控制血糖，還應注意口腔衛生。患者應養成早晚刷牙、飯後漱口的良好習慣，以免出現口腔疾病，尤其是牙病。

對於糖尿病患者來說，拔牙是件極其痛苦的事情。多數糖尿病患者凝血功能低下，抗感染能力差，會引起許多慢性併發症，如果輕易拔牙可能導致出血不止、感染加重或擴散，甚至引起敗血症，使病情惡化。

因此，糖尿病患者在拔牙前必須進行詳細的口腔檢查，沖洗發炎的牙周囊袋，將膿腫的牙齦切開引流，並進行全身的抗感染治療。患者還應補充維生素B、維生素C，嚴格控制血糖值，只有血糖保持平穩，才能進行拔牙。

不宜使用電熱毯

糖尿病患者在使用電熱毯的時候很容易引起脫水和皮炎，所以使用電熱毯時應注意不宜與人體直接接觸，要在上面鋪一層被單或毛毯；電熱毯的通電時間不宜太長，一般睡前通電加熱，入睡時即關掉電源；使用電熱毯時應多喝水，防止身體脫水；過敏體質的患者不宜使用電熱毯，若要使用，出現過敏反應應立即停用；使用電熱毯時若出現唇乾、口燥、脫水現象，可先飲溫開水，若不好轉，應及早到醫院就診。

夏天如何使用空調和電風扇

夏天氣溫較高，很多人都喜歡使用空調。長時間處於冷氣房會使人體交感神經一直處於興奮狀態，導致腎上腺激素分泌增加，促進肝糖原分解。在胰島素分泌正常的情況下，還會促使肌肉細胞攝取葡萄糖以產熱。

糖尿病患者體內的胰島素不足，肌肉攝取葡萄糖的能力減弱，使身體產熱不夠，耐寒能力下降。開著空調睡覺可能會著涼、血糖升高、病情加重，甚至誘發酮酸中毒。

運動完後大汗淋漓時，糖尿病患者更不應使用空調，也不要馬上吹電風扇。患者若是對著電風扇猛吹，會使體溫驟降、毛孔閉塞，容易導致傷風、感冒。若要使用電風扇，應盡量避免近距離、高速的單向風，以不定向的中低速風為宜。不管怎樣，糖尿病患者都應避免睡覺時使用空調或電風扇，以免引發感冒，加重病情。

夏季出行應小心

很多人認為冬季是糖尿病患者最難過的季節，而夏季紫外線可以殺死很多細菌，只要注意不吹空調及冷風，便能安全度過。其實這是錯誤的，夏季才是四季中最危險的季節，尤其是接受胰島素注射的糖尿病患者，在此季節更是危險。

高溫會使胰島素進入血液的速度加快，可能使血糖瞬間降低，出現低血糖反應。因此，夏季糖尿病患者應時刻注意自己的血糖變化，隨身攜帶一些含糖食物，一旦出現低血糖症狀，應立即補充體內糖分。

另外，糖尿病患者在夏季應避免外出，外出時應塗抹防曬品，避免長時間曬太陽。

夏季避免喝含糖飲料

夏季天氣炎熱，人體出汗較多，會使體內水分快速流失，尤其糖尿病患者更會覺得口渴難耐。這個時候，糖尿病患者應多喝水，以補充體內流失的水分。但應避免飲用含糖飲料。

市面上的多數飲料都含有一定的糖分，如果患者飲用過多，會使體內血糖升高，繼而增加排尿、流失更多水分。

因此，糖尿病患者在夏季宜選擇飲用涼白開水，甚至可以在開水中加入少量食鹽，補水的同時補充體內流失的鹽分。也可選擇礦泉水、純淨水等天然飲品。

肥胖型糖尿病患者應多做ＳＰＡ

「ＳＰＡ」主要是在水中加入礦物質及香熏、草藥、鮮花等，有美容美顏、放鬆身心、健康皮膚、治療疾病的作用。ＳＰＡ包括冷水浴、熱水浴、冷熱水交替浴、海水浴及溫泉浴，每一種都能放鬆身體，幫助排除體內毒素，預防及治療一些疾病。若是在ＳＰＡ中加入一些芳香精油進行按摩，還能加速體內脂肪燃燒，達到瘦身減肥的效果。

最新研究發現，ＳＰＡ可以防治糖尿病，尤其對肥胖型糖尿病患者助益更大。很多糖尿病患者長期持續做ＳＰＡ，不僅血糖明顯下降，而且改善了睡眠品質，有的失眠患者甚至從此告別失眠。專家認為，ＳＰＡ中的水可改善肌肉中的血流量，使細胞內糖的吸收發生改變。那些不能進行運動的糖尿病患者，就可選用ＳＰＡ來調節血糖。

冬季多曬太陽

糖尿病患者應從深秋開始加強鍛鍊身體，持續戶外運動。運動可以舒筋活血，增強身體的免疫力和抗寒能力，使糖尿病患者輕鬆過冬。除了運動，糖尿病患者在冬季還應多曬太陽。

冬季曬太陽可促進人體血液循環和新陳代謝，增強人體對鈣和磷的吸收。陽光中的紫外線還有很強的殺菌作用，如果每天持續曬半小時太陽，某些細菌、病毒便會被紫外線殺死，能有效預防多種疾病的發生。曬太陽還能促進骨質的鈣化和生長，對兒童和老年糖尿病患者十分有益。

曬太陽有諸多好處，但曬過度會使人反應變得遲鈍，甚至誘發皮膚病。冬季曬太陽時，宜選上午十時前或下午三時後的「黃金時段」，每天持續曬三十～六十分鐘即可。老年糖尿病患者宜在日出後的半小時開始曬太陽，此時的空氣較濕潤，陽光較溫暖，不會對身體造成不必要的傷害。

避免開車

開車需要高度集中精神，而糖尿病患者因為病情的特殊性經常無法集中精神。特別是使用胰島素治療的糖尿病患者，隨時都有可能發生低血糖，導致意識模糊，甚至昏迷。這種情況下開車極易引起車禍，危及自己和他人的安全。

糖尿病患者常伴有一種或多種併發症，視網膜病變即是其中一種，會嚴重影響人的視力。併發視網膜病變的糖尿病患者開車很容易發生意外。國外調查顯示，三十三%的交通事故發生在患有糖尿病的司機身上，主要原因就是低血糖。

如果糖尿病患者必須開車，應在開車前檢查身體情況，開車時有他人陪伴，並且一定要帶上一些糖果，以防發生低血糖。

冬季是糖尿病併發症的好發季節

冬季很容易使人體交感神經興奮，尤其是糖尿病患者更易引起腎上腺素分泌增多，促進肝糖原分解為葡萄糖，抑制胰島素的分泌，從而使血糖升高，加重病情，而且還會增加患併發症的機率，較常見的就是**呼吸道感染**。糖尿病患者的抵抗力較低，再加上氣溫降低，很容易發生呼吸道感染。除了呼吸道感染，還有幾種併發症在冬季也較為常見。

高血糖高滲透壓非酮酸性昏迷。該併發症在冬季發病率較高，發病之前，糖尿病患者病情會加重，出現口渴、多飲多尿、乏力、頭暈、反應遲鈍等情況。如果治療不及時，再加上血糖一直居高不下，常會發生昏迷症狀，嚴重者會導致死亡。

神經病變。低氣溫使人體血管的收縮反應變差，糖尿病患者在冬季常會感覺四肢麻木、酸痛無力等都是因神經病變而引起。患者在冬季應加強保暖，防止神經病變的發生及發展。

糖尿病足。寒冷會使人體出現凍傷，尤其是足部若保養不當，很容易乾燥及皸裂，最後導致病足。因此，冬季天氣突然變冷之時，糖尿病患者應選擇舒適、柔軟、暖和的鞋子及棉襪，以免損傷足部。

第二章

糖尿病飲食療法

醫學界至今仍沒有研製出可以徹底治癒糖尿病的藥物，因此預防工作非常關鍵，而飲食則是重中之重。本章針對不同人群，精心介紹了糖尿病的飲食原則及需要補充的營養，通過飲食控制血糖、緩解病情。除此之外，還特別推薦了一些生活中常見的降糖食物，透過飲食，將血糖降至正常值。

一、制定良好的飲食習慣

糖尿病患者遍及各類人群，並且患病率處在上升趨勢。造成這種現象的原因大部分是飲食不健康。本節中，將一一介紹各類糖尿病人群的飲食原則。

糖尿病應如何飲食

控制熱量攝取。糖尿病患者每天攝取的熱量應保持在適宜範圍內，因此，除了要控制主食攝取量，還要限制肉類、脂肪類等熱量較高的食品，才能有效控制血糖和體重。

營養成分要均衡。糖類、脂肪和蛋白質都是人體必需的營養成分，糖尿病患者在飲食上一定要合理掌握這些營養成分的攝取比例，避免營養失衡或攝取過量。

少食多餐。糖尿病患者應嚴格計算出自身每日的熱量需求，然後分餐攝取，使血糖能長期維持在基本正常的範圍內，保持病情穩定。

多攝取膳食纖維。膳食纖維可以幫助患者穩定餐後血糖，避免血糖值驟然升高。膳食纖維還有助於肥胖型糖尿病患者減輕體重，達到減肥的效果。

另外，糖尿病患者在飲食中還要**減少攝取油脂和糖類**，以便控制體重、血糖、血壓、血脂等。

什麼是升糖指數

升糖指數（GI）是衡量食物引起餐後血糖反應的一項有效指標。升糖指數高的食物進入體內後，具有消化快、吸收快的特點。葡萄糖迅速進入血液後，會導致血液中的血糖濃度上升，而升糖指數低的食物則不會導致血糖濃度過快上升。

這項指標對糖尿病患者十分有用，患者完全可以參照食物升糖指數表選擇食物、控制食量。但升糖指數只反映食物本身特性，並未考慮每日飲食總熱量，所以糖尿病患者應先制定出每天飲食總熱量的標準，再按照這一標準安排日常食譜。一般在升糖指數表的標準下，減少一〇％的穀類攝取即可。

攝取熱量應適量

糖尿病患者所需的熱量要以達到或維持理想體重為目標，如果患有炎症、結核等消耗性疾病，攝取熱量應略高，而臥床休養的患者應減少熱量的攝取。一般來說，糖尿病患者每日的總熱量需求與年齡、性別、體重、體力活動強度等因素密切相關。

體重較輕的年輕男性活動量大時，每天攝取的熱量可稍偏多一些。如果正處於兒童期、青春期、妊娠期、哺乳期等特殊時期的患者，每天攝取的總熱量，特別是蛋白質的攝取量還可以更多些。因此，糖尿病患者可根據自己的體重特點及每天的活動強度，先計算出每天自己應攝取多少熱量，然後再進一步統計出各種食物的攝取比例。

少攝取膽固醇

膽固醇是動物組織細胞中不可缺少的重要物質，是細胞膜的重要組成成分，是合成維生素D和有促進消化作用的膽酸的重要來源，也是體內合成腎上腺皮質激素（包括醛固酮、腎上腺糖皮質激素和性激素）的重要物質。

雖然膽固醇非常重要，但對於人體來說卻不是越多越好，尤其是糖尿病患者。因為膽固醇過高會導致動脈硬化，增加糖尿病患者心、腦、下肢血管併發症的危險。需要注意的是，膽固醇的來源並不只有食物，人體所需膽固醇中有大部分是身體自己合成的。

因此，糖尿病患者更應少吃膽固醇含量高的食品，如動物內臟（特別是豬腦、牛腦、羊腦）、蛋黃、魚子、蝦蟹等。除動物膽固醇，植物中也含有膽固醇——豆固醇和穀固醇，它們有降低膽固醇的作用，可以適當多食用一些。

什麼是食源性疾病

有的糖尿病患者認為只要控制飲食量即可，不太在意飲食衛生，殊不知很多有毒物質、細菌及病原體正是借助不衛生的食物侵入人體，導致各種食源性疾病。比如常見的食物中毒、腸道傳染病、人畜共患傳染病等疾病。

食源性疾病嚴重威脅著人體健康，如果發生在糖尿病患者身上，後果會更嚴重。因為糖尿病本身便會導致人體各個器官和系統功能失常及免疫力下降，因此比普通人群更易感染食源性疾病，而一旦感染了有害病菌，患者體內的免疫系統無法對入侵體內的病毒做出自然免疫應答，便容易引發感染。

由此可見，食源性疾病會在一定程度上影響糖尿病患者的病情發展，嚴重時還會直接導致患者死亡，因此，糖尿病患者應比普通人群要更重視預防食源性疾病。平時處理和烹飪食物時，必須小心謹慎。

女性糖尿病患者易發生進食障礙

進食障礙是以生理變化為基礎，會受到情感、社會文化因素等影響。有進食障礙的患者往往在長時間忍受疾病折磨的同時卻保持沉默，他們沒有意識到這是一種病態現象，以至於延誤了最佳治療時間。常見的進食障礙有厭食症、貪食症和暴食症三種。

研究發現，患有糖尿病的女性患者比普通人群更容易發生進食障礙，女性一型糖尿病患者發生貪食症的居多，而暴食症則經常發生在女性二型糖尿病患者中。很多女性糖尿病患者發生進食障礙時，經常以為是自身所患糖尿病所致，往往會忽略。孰不知，糖尿病和進食障礙的併發症若不及時治療會演變得非常嚴重，甚至導致死亡。

所以，女性糖尿病患者在發現自己飲食有偏差或出現異常時，一定要及時就醫治療，穩定病情。

妊娠糖尿病患者怎麼吃

妊娠糖尿病是糖尿病中的一種特殊類型，指妊娠後出現的各種程度的糖耐量減低，或明顯的糖尿病症狀，不論是否需要胰島素治療還是僅需要飲食治療，抑或這種情況在分娩後是否會持續等，均被稱為妊娠糖尿病。

為了維持血糖值的平穩，妊娠糖尿病患者最好嚴格採取少食多餐的模式，將每天應攝取的食物分成六～七餐，而且還要在孕中和孕後期適當增加每天攝取的熱量，以保證孕婦及胎兒最基本的營養需求。

在糖類攝取上，妊娠糖尿病患者應避免飲用含有蔗糖、果糖、葡萄糖、冰糖等成分的飲料，也應禁止食用甜食。如果妊娠糖尿病患者真有糖類需求，可以在醫生指導下適量食用，以免對胎兒造成傷害。

在妊娠中、後期，妊娠糖尿病患者應每天逐漸增加蛋白質的攝取量，可以多食用一些蛋類、奶類、魚類、豆類等食物，以滿足人體蛋白質的需求。

如何吃，是妊娠糖尿病患者最頭痛的事情，吃多了，不僅無法控制血糖，還有流產、死胎的危險；吃少了，營養又不夠，胎兒也會跟著「挨餓」受罪。

針對這一情況，專家建議妊娠糖尿病患者每天吃五、六餐，每餐吃六成飽。妊娠糖尿病患者同其他糖尿病患者一樣需要控制飲食，但應適度控制，如果控制過度，使患者經常處於飢餓狀態，很有可能發生飢餓性酮症，導致尿酮體為陽性，輕則導致胎兒畸形，重則胎死腹中，後果十分嚴重。所以，妊娠糖尿病患者一定不能餓著，以免傷害到胎兒。

除了別餓著，妊娠糖尿病患者還應適當運動，增強自身體質，提高免疫力。

什麼是地中海式飲食

地中海式飲食是一種現代營養學所推薦的飲食模式，講究多蔬菜和全穀，只有少量的紅肉，而且以魚和禽肉為主。這種飲食法可使人體每日所需的能量只有五〇%左右來自含糖類食物，其餘三〇%左右來自脂肪。

地中海式飲食可讓糖尿病患者更好地控制血糖，有助減輕長期服藥但效果不佳的痛苦。

除此之外，地中海式飲食還能降低糖尿病患者患心臟病的風險，並使肥胖者體重逐漸減輕。

控制血糖不能不吃早餐

很多糖尿病患者為了控制好血糖，往往不吃早餐。短時間內，血糖看似是控制在較低值，實際上卻使體內糖的代謝發生紊亂，很容易發生低血糖反應。而糖尿病患者在發生低血糖反應之後又會瞬間發生高血糖反應，使血糖進一步失控，長此以往，對控制病情十分不利。

一般來說，糖尿病患者若不吃早餐，就會使午餐和晚餐時體內的血糖驟然升高，使得血糖在一天中出現兩次較大值，影響人體全天胰島素的調節，不利控制血糖。

因此，很多時候醫生都要求糖尿病患者少食多餐，這更強調了吃早餐的重要性，在一日三餐之中加餐還可以有效避免血糖大幅度波動，更容易控制血糖。

冬季可適當食用三高食品

冬季寒冷，糖尿病患者可在控制飲食的基礎上，適當增加食用一些高熱量、高蛋白、高維生素的三高食品，如雞蛋、牛奶、肉類等，以確保人體正常需求。

冬季寒冷又乾燥，所以糖尿病人可適當吃一些滋陰潤燥的水果，例如梨子。但生梨較涼，可能會使胃感覺不適。而冰糖梨含糖量又太高，不適合糖尿病患者食用。這可怎麼辦呢？

糖尿病患者可食用花椒梨。將梨切開，在表面撒上一些花椒粒，然後放到蒸鍋裡蒸十幾分鐘。蒸好後去掉花椒，趁熱吃梨即可。花椒梨還是治咳嗽的良方，連續吃一週花椒梨，能使咳嗽逐漸減輕，甚至痊癒。但是糖尿病患者還是要謹慎食用，每天的食用量不宜過多。

逢年過節謹防腎臟受損

過節本來是件開心的事，可一旦糖尿病患者經不住美食的誘惑，最終的結果便是疲勞的胰腺承擔不起這種額外的「負荷」，使患者住進了醫院。那麼，過節期間到底要如何吃才能吃得健康呢？

這要看糖尿病患者的腎臟是否有發生損害，如果未發生，可以多吃些含蛋白質的食物，如瘦肉、雞蛋等，但要少吃一些主食，讓血糖保持穩定。如果有腎臟損害現象，則不宜吃含蛋白質的食物，因為過多的蛋白質會有害腎臟。

正確的進餐順序

眾所周知，糖尿病患者應控制飲食，但有些人卻發現，儘管他們做了周密的飲食安排，還是無法將血糖值控制在理想範圍內。這是怎麼回事呢？

專家研究發現，進餐順序不正確是糖尿病患者無法穩定血糖的主要原因。要控制血糖，合理的飲食結構固然重要，正確的進餐順序也不容忽視。先吃蔬菜再吃主食，吃完主食再吃肉類，最後喝湯，這是糖尿病患者正確的進餐順序。

蔬菜中含有大量粗纖維，可以增加飽足感，並減少主食的攝取量。糖尿病患者應少食高脂肪、高熱量的食物，所以像肉類這樣的高脂肪食物在主食之後食用最佳。因為蔬菜和主食已經使人有飽脹感，之後再食用肉類，自然會降低脂肪的攝取量。如果糖尿病患者吃飯時先喝湯，雖然能很快產生飽足感，但也會很快產生飢餓感，最後只能通過加餐或吃其他零食的方法充飢，這很不利控制血糖。

細嚼慢嚥

糖尿病患者攝取的食物基本上都是經過嚴格計算而得出的固定值，如果沒有充分的咀嚼，會影響營養成分的吸收，導致出現消化問題或營養不良。

研究發現，食物在口腔內反覆咀嚼時，可以刺激唾液分泌。唾液中含有許多消化酶，可延長食物的咀嚼時間，還可反射性地刺激胃液分泌，使食物與唾液充分混合。這樣食物到了胃腸道才能更好地被消化吸收，也可延長進餐時間，達到飽足感。

而且，細嚼慢嚥可以吸收食物中更多的蛋白質和脂肪，且隨著咀嚼時間增長，食欲也會下降。這一現象與大腦中負責食欲的部位有關，當它接受到從舌頭等部位傳來多次相同的刺激後，就會變得遲鈍，使人食欲下降，這對糖尿病患者十分有利。

少食多餐的具體做法

少食多餐是糖尿病患者控制飲食的原則之一，此法對控制血糖十分有利。有的糖尿病患者雖然控制了飲食，但沒有採取少食多餐的原則，使血糖的控制效果不是很好，但這類患者在醫生建議下，將每日三餐改成了每日四～五餐，且降糖藥物和其他飲食習慣均沒有改變，一段時間過後，血糖竟慢慢平穩下來，達到正常值。

「少食多餐」的「少食」指的是每餐少吃點，這樣就不至於使餐後體內胰腺負擔過重，血糖也不至於升得太高，避免發生餐後高血糖。「多餐」則是在兩餐之間加上一次緩衝餐，這樣既可避免藥物作用高峰時出現低血糖，也可避免一天飲食總量過少，影響患者的體力和體質。

有的糖尿病患者不吃早餐，以此來控制飲食，結果中午或晚上飢餓難忍，反而吃得很多，其實，這是一種不好的飲食習慣。另外，加餐也可以用水果、雞蛋、豆製品等對血糖影響較小的副食來代替主食。

飲食應粗細搭配

粗糧中含有大量的膳食纖維、維生素和無機鹽等營養成分，經常食用粗糧十分利於糖尿病患者控制體內血糖。因此，很多糖尿病患者每天便只吃粗糧，一點精細米糧都不敢食用，時間一長，血糖是得到了控制，但又出現了新的問題。

糖尿病患者食用粗糧固然對控制病情有利，但吃多了同樣會對身體產生不良影響。粗糧中含量較高的嘌呤，會影響糖尿病患者胃腸道的消化和吸收功能，還有可能引起體內嘌呤代謝出現異常，引發高尿酸血症或痛風症狀，甚至造成患者營養不良。

雖然糖尿病患者的日常飲食要以粗糧為主，但也要注意粗、細糧搭配起來一起食用，這樣既控制了血糖，又能避免營養不良或嘌呤過多。

米麵並非越白越好

在人們普遍認知中，米、麵粉應該是越白越好，而人們在購買這兩種食物時也多是從顏色上區分好壞。但事實並非如此。

不管是米，還是麵粉，最初狀態都是穀粒狀的，而穀粒由外向內可分為穀皮、糊粉層、穀胚和胚乳四部分，每一部分都含不同的營養成分。最外層主要是由纖維素和半纖維素組成，外皮裡面包裹著維生素、脂肪、蛋白質、碳水化合物和礦物質等營養物質，最中央還含有少量澱粉。加工過程中，去掉的纖維素和半纖維素越多，米、麵粉就越白。

糖尿病患者如果經常食用缺乏纖維素的米和麵粉，就會增加體內脂肪的攝取量，不利於控制病情。

所以，糖尿病患者在選購這兩種食物的時候，不能「嫌棄」那些看起來不十分白、摸起來略有粗糙的米和麵粉，這些對糖尿病患者來說是較有效的「治療物」。

控制食鹽攝取量

糖尿病患者在日常飲食中一定要控制食鹽攝取量。研究發現，攝取過多的鹽，會增強澱粉酶活性，促進澱粉消化及促進小腸吸收游離葡萄糖，從而使患者血糖濃度增高，加重病情。因此，糖尿病患者不宜採用高鹽飲食。

此外，長期攝取過多的鹽，還會誘發高血壓，並且加速和加重糖尿病患者大血管併發症的發展。最後，鹽有刺激食欲的功效，會令人胃口大開，不知不覺中增加飲食量，不利於糖尿病患者控制飲食。

由此可知，糖尿病患者進行低鹽飲食尤為重要，每天攝取的鹽量應在五克以下。需要注意的是，限鹽還應包括少用含鹽的調味料，例如醬油。

對於糖尿病患者來說，限制糖的食用量已經讓他們很痛苦了，如果再限制鹽的食用量可能會更加讓他們食不甘味。因此，許多專家會向患者推薦食用低鈉鹽，以解決這種飲食上的苦惱。低鈉鹽是專門用來防治高血壓及糖尿病性高血壓的食用鹽，相比傳統的食用鹽來說，同樣分量的低鈉鹽所含鹽分（鈉成分）更少，對糖尿病患者十分有利。

飲食「厚味」要不得

有些糖尿病患者可能以為「厚味」就是指過鹹的食物，但「厚味」其實指的是飲食五味中偏重某一味，並不單純指過鹹，太酸、太甜、太辣、太苦都屬於「厚味」。

不管是偏於哪一種味道的「厚味」，對糖尿病患者都是有害的。食用太鹹的食物會傷及腎臟；食用太酸的食物會傷胃肝；食用太辣的食物會傷肺；食用太苦的食物會傷心臟；食用太甜的食物會傷脾。因此，糖尿病患者要合理安排飲食，儘量保持五味平衡，避免飲食「厚味」，以免引起身體不適。

此外，患者還要根據季節變換，適當調整飲食結構，夏季應少吃偏辣食物，但冬季可以適當多吃一些；冬季應少吃偏苦食物，但在夏季可以適當多吃。

糖尿病患者能吃甜食嗎

糖尿病患者不宜吃甜食，但想吃甜食該怎麼辦呢？

目前，患糖尿病的人越來越多，為了使糖尿病患者在生活中也能嘗到「甜」味，便出現各種各樣的甜味劑。因此，想吃甜食的糖尿病患者可適當食用一些甜味劑來代替蔗糖。這些甜味劑當中雖然不含營養素，但甜度是蔗糖的百倍，而且食用之後不提供熱能，十分適合糖尿病患者食用。

糖尿病患者若不想食用甜味劑，可以適量食用一些富含果膠的甜味水果，如桃、梨、草莓、櫻桃等，果膠可以增加糖尿病患者體內胰島素的分泌，延緩葡萄糖的吸收。

綜上所述，糖尿病患者吃甜食時，只要嚴格控制糖的攝取量，在每日血糖值較低時是可以食用一些含糖食品的。

為什麼吃了還會餓

許多糖尿病患者都有這樣的經歷，明明剛吃過飯，但沒過多久就又餓了！據調查顯示，飢餓感是糖尿病患者時常會遇到的一種生理反應，它因糖尿病而起，也會隨著病症的好轉和自我調節而減輕。那麼，糖尿病患者怎樣做才能減輕飢餓感呢？

減少攝取細糧，多食用富含纖維的食物，如玉米麵、豆類等。糖尿病患者可以選購一些綠豆細麵、蕎麥細麵等粗糧麵食，在飢餓時煮一些食用。

多吃低熱量、高容積的蔬菜，如菠菜、黃瓜、豆芽、油菜等。這些食物不僅不會給糖尿病患者造成血糖壓力，還會使其長時間處於飽脹狀態，減少飢餓感。

有時候糖尿病患者產生飢餓感只是一種心理作用。這類患者會覺得自己可能要產生飢餓感，於是就事先準備許多加餐的食物在旁邊，這樣一來，即使不餓，一看到這些食物也會在心理暗示下產生飢餓感。

「糖」也會藏起來

說到糖，一般人們能想到的都是各種糖果和蛋糕等食品，所以糖尿病患者在選擇食物時會自然避開這兩類食物，從而放心大膽的選擇其他食物。但其他食物中並不是真的不含糖，而是含糖很少或是將糖「隱藏」起來，因此購買時需仔細辨認。

購買食物前，糖尿病患者應仔細察看包裝上的營養標示，如果標示中有甜蜜素、糖精、安塞蜜等高效甜味劑，就應慎重選擇，最好選擇低聚糖和糖醇類食品。另外，低脂或無脂食品中也會加入少量糖分以改善其單調的口味，如低脂或無脂優酪乳等食物，糖尿病患者也要謹慎選擇。

日常飲食應減少脂肪攝取量

脂肪食物可分為動物性脂肪和植物性脂肪兩種。

動物性脂肪包括烹調用的牛油、羊油、豬油等，還有肉、乳、蛋中的脂肪，這類脂肪溶點高，難消化，除魚油外，均含較多的飽和脂肪酸，有升高糖尿病患者血清膽固醇的作用。

植物脂肪指的是植物油，包括花生油、芝麻油、豆油、菜籽油、玉米油等，像花生、核桃、瓜子等堅果類食品中的含量也不少。植物油溶點低，易於消化，除椰子油外，多富含不飽和脂肪酸，有降低糖尿病患者血清膽固醇的作用。

曾有人主張糖尿病患者應多吃含脂肪的食物，因為脂肪在體內僅有一〇%可轉化為葡萄糖，不會使血糖過於升高。但研究發現，糖尿病合併冠心病的高發生率與脂肪攝入過多有關。所以，糖尿病患者也應控制脂肪的攝取量，而且最好是用植物油代替動物油。

高脂肪飲食小心出現失憶

研究發現，經常攝取過多的高脂肪食物，會導致二型糖尿病患者發生餐後失憶情況，但在食用高脂食物的同時食用抗氧化劑，就不會發生這種情況。

實驗表明，採用高脂肪飲食的糖尿病患者會出現短暫的記憶力減退現象，尤其是對剛剛接觸過的資訊，經常是轉頭就忘。而患者採用健康飲食或添加了抗氧化劑的高脂肪飲食則不會出現這一現象。

這是由於二型糖尿病患者與「氧化壓力」有密切相關，而「氧化壓力」正是導致阿茲海默症記憶丟失的主要原因之一。高脂肪飲食則會增加「氧化壓力」，導致糖尿病患者記憶力下降，出現失憶。

雖然抗氧化劑可以抵消「氧化壓力」，但糖尿病患者也不要對抗氧化劑產生依賴心理，應採取健康飲食計畫，控制脂肪的攝取量。

不能隨意進補

冬季來臨，很多人會開始進補，但糖尿病患者在進補時應保持謹慎，不宜隨便進補。

糖尿病患者進補時不管選擇食材還是藥材，在中醫的概念中都跟看病下藥一樣，應根據自己的具體情況而定。同樣的疾病在不同患者身上會有不同的反應，而進補的各種食材和藥材都有各自的特點，患者應謹慎選擇。

糖尿病一般是陰虛燥熱之症，患者應吃些清補的食物，如果沒有弄清楚這些，而是服用人參、靈芝等溫熱的補氣之藥，將會引起不良反應，嚴重時還會加重糖尿病病情。

為什麼兒童會患糖尿病

目前有越來越多兒童也患了糖尿病。到底是什麼原因導致兒童患糖尿病呢？

主要問題在「飲食」。速食店裡，經常可以看到孩子們津津有味吃著各式油炸食物，越來越多孩子喜歡以甜食和油炸食物為主餐，而這些食物又恰恰是誘發糖尿病的主要原因之一。兒童在食用大量油炸食物的同時往往忽略了攝取穀類等粗糧，使體內膳食纖維供應不足，導致罹患糖尿病。

另外，長期食用油炸食物還會導致肥胖，而肥胖正是導致糖尿病發生的一大原因。兒童肥胖者體內的脂肪含量較多，使其體內蛋白質、脂肪、糖的代謝出現紊亂，對胰島素不敏感，而身體為了滿足正常的代謝需求，不得不迫使胰腺分泌比正常人高出近十倍的胰島素。久而久之，就會造成兒童體內合成胰島素的功能逐漸衰竭，導致糖尿病。

合理分配零食與主食

糖尿病患者的主食一般以粗糧為主，這樣一來，患者便會經常感到嘴裡沒味，胃口不佳。為了改善這種情況，醫生會建議患者適當增加一些零食，並與主食交叉食用。那麼，糖尿病患者應如何挑選零食？又該注意些什麼呢？

如果是以水果當作餐間零食食用，一般每天以食用七十五克水果為宜，病情較輕的患者可以稍微多吃一些，但也不應超過一五〇克。但西瓜會使人體血糖迅速升高，糖尿病患者一定要嚴格控制食用量，以免加重病情。

需要注意的是，糖尿病患者在主食間加食了零食後，就要在主餐時適量減少主食量。一般來講，七十五克水果所產生的熱量相當於食用了三十八克米飯，糖尿病患者可以根據這一等量標準適當減少主食的攝取量。

糖尿病患者如何吃肉

肉類含有大量優質蛋白，是人體蛋白質主要來源之一。肉類中含有的蛋白質與植物提供的蛋白質相比，更接近於人體蛋白質，容易被人體消化、吸收和利用，而且肉類中含有的胺基酸、維生素和微量元素也比較豐富。另外，肉食含熱量較高，有利於主食的控制。

糖尿病患者可適當吃肉，但肉類含有的熱量和脂肪較多，食用過量對血糖、血脂和體重都非常不利，因此，吃肉要適量，每天食用一百～一百五十克即可。

那麼，糖尿病患者吃哪種肉比較合適呢？從蛋白質結構與人類接近與否及是否富含不飽和脂肪酸的角度來看，魚肉要強於雞、鴨、鵝肉，而雞、鴨、鵝肉又強於豬、牛、羊肉。由此可知，糖尿病患者進食肉類時最好優先食用魚肉。

微量元素能降糖

雖然微量元素在人體內的含量很少，但對維持人體正常生理功能起著至關重要的作用，如鋅、鉻、鎂等微量元素對體內胰島素的生物合成及體內能量代謝十分重要。

鋅是組成體內各種酶的成分，與蛋白質的核酸代謝有關。糖尿病患者缺鋅會減慢胺基酸合成蛋白質的速度，也會使胰島素分泌減少、血糖上升。鋅的來源主要是動物性食品，如肉類、海產品、家禽等，穀類的麩糠中也含有較多的鋅。

鉻是胰島素的輔助因子，與胰島素相互作用，使血糖轉變為能量貯存起來。糖尿病患者缺鉻會導致體內空腹血糖升高，糖耐量減低。鉻可從飲水和食物中攝取，日常食品如堅果、麥麩、糙米、酵母、魚蝦、蛋黃、牛肉等都含有三價鉻。

鎂在胰島素的敏感性及糖代謝的穩定性中起著重要的作用。糖尿病患者缺鎂會降低體內胰島素敏感性，使血壓和血小板聚集性上升，加快糖尿病併發症的發生。鎂主要從食物中攝取，如大豆、花生、肉、蛋類中皆含有鎂。

維生素D維持血鈣和血磷濃度

維生素D為固醇類衍生物，是一種脂溶性維生素，因具有抗佝僂的作用，又被稱為抗佝僂維生素。維生素D的主要作用是通過促進鈣的吸收，進而調節體內多種生理功能，能維持血鈣和血磷濃度，從而維持牙齒和骨骼的正常生長、發育。

專家表示，糖尿病患者體內如果缺乏維生素D會增加其發生心血管併發症的機率。影響體內膽固醇的代謝，使膽固醇積聚在動脈中，導致血管阻塞，引起心臟病的發生。增加人體維生素D的含量，不僅能降低糖尿病併發心血管病的發生率，還能在一定程度上避免動脈粥樣硬化。因此，糖尿病患者應多吃富含維生素D的食物，如動物的肝臟、海魚、瘦肉等。

在紫外線照射下，人體內的膽固醇可轉化為維生素D，因此，糖尿病患者除了吃一些富含維生素D的食物，還可以多曬曬太陽，以獲得足夠的維生素D。

蛋白質需求量因人而異

蛋白質是人體各種酶和某些激素的主要來源，如胰島素就是由蛋白質組成。蛋白質還可通過糖質新生作用轉化為葡萄糖，也是一種能產生熱能的營養素。若人體長期缺乏蛋白質，將會導致消瘦、貧血、對傳染病的抵抗力降低等，嚴重時甚至危及生命。

糖尿病患者體內的蛋白質需求量可因人和病情而異。一般情況下，糖尿病患者體內的蛋白質需求量與正常人近似，為每天每千克體重攝取一克蛋白質，但病情控制不好或消瘦的糖尿病患者應適當增加，為每天每千克體重攝取一～一．五克蛋白質，兒童糖尿病患者的蛋白質需求量可按每千克體重二～三克供給，妊娠五個月後和哺乳的糖尿病患者應每天比平常多增加十五～二十五克的蛋白質攝取量。

蛋白質食物的主要來源有動物性食品，如肉、魚、蝦、乳、蛋等，這類食品的蛋白質生理價值高，利用率好，稱之為優質蛋白質。另外還有植物性食物，如穀類，雖然含量不太高，但也是攝取蛋白質的一個重要來源。

飲食中的糖類攝取量

糖類又稱碳水化合物，主要作用是供給人體熱能，幫助體內脂肪的合成。如果攝取量不足，會引起酮尿症，對糖尿病患者的病情控制十分不利。提高糖類的攝取量是指在熱能不變的基礎上，多攝取含糖類食物，少吃含脂肪糖類。

穀類是糖類的主要來源，每五十克白米或白麵約含糖類三十八克，其他食物如乳、豆、水果、蔬菜中也含有糖類。體重正常、單純採用飲食治療的糖尿病患者，開始時，糖類的攝取量要控制得嚴些，以每天二○○克為宜，約折合主食二五○克。經過一段時間的治療，如果血糖下降，尿糖消失，即可逐漸增至二五〇～三〇〇克，約折合主食三〇〇～四〇〇克。

注射胰島素的糖尿病患者若病情控制得較滿意時，糖類可控制在約折合主食二五〇～三〇〇克。當尿糖下降，病情穩定後，可放寬到二五〇～三五〇克，約折合主食三〇〇～四〇〇克。對輕體力勞動者來說，特別是老年糖尿病患者，一般以每日主食不超過三〇〇克為宜，即使暫時不能進食，也應每日注射葡萄糖一五〇～二五〇克，以防發生酮症。

少量飲酒

酒的主要成分乙醇對糖代謝的影響與患者的營養狀態有關，當糖尿病患者營養狀況佳，飲酒會促使其體內血糖升高；飢餓及營養狀況欠佳的糖尿病患者飲酒，則不會使其體內血糖升高，反而會使其下降。糖尿病患者體內肝糖原貯藏充足時，酒精會促進糖原分解及抑制葡萄糖利用，使血糖升高；肝糖原貯藏不足時，酒精會抑制糖質新生作用，造成低血糖。糖尿病患者大量飲酒會使糖耐量降低；少量飲酒則對其影響甚微。

另外，糖尿病患者若在飲酒的同時進食含糖食物，血糖會即刻升高，使病情失去控制。常飲酒而不吃食物，會抑制肝糖原的分解，使血中葡萄糖量減少，出現低血糖症狀。

因此，糖尿病患者如欲飲酒，只能少量飲用酒精濃度低的啤酒、果酒，並且避免空腹飲用。值得提醒的是，重症糖尿病合併肝膽疾病患者，尤其是正在使用胰島素和口服降糖藥物治療的患者，要嚴禁飲酒。

泡米水降糖又保健

有些家庭在吃米飯、豆類食品時會先將米和豆子泡一泡，然後把泡米水倒掉，重新添入新水煮飯或熬粥。這樣會使米飯或粥的口感變得更好，而且米、豆中的植酸、單寧酸、草酸、花青素等「抗營養成分」也會溶出，使米、豆中的營養成分能被人體更快吸收，但是對糖尿病患者來說，泡米水卻是十分有益的。

對糖尿病患者來說，米、豆中那些「抗營養成分」可起到「抗氧化」的保健作用，如植酸和單寧酸能在一定程度上降低血糖和血脂的上升速度，花青素等也是強力的抗氧化物質，能大大降低糖尿病併發心血管疾病的發病率。

所以，糖尿病患者煮飯時最好不要倒掉泡米水，如果不是自身消化功能不太健全，完全可以留下泡米水，用泡米水煮飯、熬粥。

多喝水有好處

許多糖尿病患者都有口渴的症狀，這是為什麼呢？

原來，人體的腎臟對葡萄糖濃度起著一個閥門的作用，當血中葡萄糖濃度高於某個量，這個閥門就會開啟，使葡萄糖進入尿液中，產生尿糖。而尿中葡萄糖濃度過高時，會產生一種滲透性利尿作用，使體內的水分隨尿糖一起排出體外。由於體內水分過度流失，血漿滲透壓升高，刺激口渴中樞，從而使患者產生口渴的感覺。面對此種情況，除了進行藥物治療，糖尿病患者可通過多飲水的方法補充所丟失的水分，以緩解口渴症狀。而且，多飲水還可以稀釋血液，降低血液黏稠度，對於預防糖尿病血管病變有很好的效果。

所以，多飲水實際上是補充體內水分，而且還有改善患者血液運輸功能、促進血液循環、加快代謝及消除酮體等作用，不但不應限制，還應鼓勵其多飲水。

咖啡是降糖還是升糖

有專家針對咖啡和糖尿病進行了一些研究。最後發現，咖啡的主要成分咖啡因在短時間內可增加患者血糖和能量的消耗，並且干擾人體調節血糖的能力，這對於二型糖尿病患者來說非常不利。但如果正常人長期飲用咖啡，卻又能降低其罹患糖尿病的機率。

咖啡中除了含有咖啡因還含有豐富的抗氧化劑，如綠原酸和鎂等，這些成分能改善人體胰島素的敏感性，從而降低二型糖尿病的發病率。

所以，糖尿病患者喝咖啡應根據自身情況而定。

普洱茶抑制血糖升高

喝茶能抑制糖尿病患者的血糖升高，尤其是飲用普洱茶，效果更佳。

糖尿病患者常喝普洱茶，可抑制與糖尿病相關的生物酶，實驗證明，隨著飲用普洱茶濃度的增加，降血糖的效果就越明顯，糖尿病患者經常飲用濃度略高的普洱茶後，血糖值基本可以保持在一個穩定狀態，很少會產生變化。

除了降血糖，連續飲用普洱茶兩個月後，還有減肥的作用。如果能輕輕鬆鬆一邊降血糖，一邊減肥，常飲普洱茶無疑是最好的選擇。

雖說普洱茶對糖尿病患者很有好處，但也應注意飲用方法，不同的飲用方式對降低糖尿病患者血糖有不同的效果。同等量的普洱茶，分次飲用比一次飲用對血糖的控制效果好。

降血糖就用枸杞泡茶

枸杞有滋補肝腎、明目、益面色、長肌肉等功效。枸杞被稱為返老還童的靈藥，這是因為枸杞對腦細胞和內分泌腺有啟動和新生的作用，可增強人體荷爾蒙的分泌，清除血中積存的毒素，維持體內各組織器官的正常功能。另外，枸杞中含有一種特殊維生素，有抑制脂肪在纖維內蓄積、促進肝細胞新生，降低血糖及膽固醇等作用。

糖尿病患者四季皆宜服用枸杞，可以在煮粥或煲湯時放入些枸杞，增加食物的營養。尤其是用枸杞泡茶喝，經常服用還可消除眼睛疲勞，對糖尿病併發眼病患者十分有益。但糖尿病患者服用枸杞一定要長期，每天吃一點才能起到治療效果。

任何食物都不能食用過量，像枸杞這樣的滋補品也不例外。一般來說，如果是用於治療而服用枸杞，每天的用量應控制在三十克左右。

二、降糖食物大比拼

在深刻了解飲食原則之後，接下來就是食物選擇問題。對此，本節將列出餐桌上的降糖食物，主食、飲品、蔬菜等，應有盡有，讓各位無負擔飲食。

適合糖尿病患者的全麥食品

全麥食品不僅對糖尿病患者來說是寶，一般人常吃全麥食品也很有好處。全麥不僅有助控制體重、促進腸道健康，還可以有效預防併發多種癌症和慢性疾病。全麥富含的膳食纖維可清潔糖尿病患者的消化壁，有效增強消化功能，並能稀釋食品中的致癌物質，移除有毒物質，保護消化道。

糖尿病患者多食用全麥食品，可以緩解食物的消化速度，而全麥食品中的膳食纖維更能加快糖尿病患者排出體內多餘膽固醇，調節血液中的血糖和膽固醇，使它們保持在最理想的水平，以達到控制血糖的目的。

如何正確選擇全麥食品

全麥包括麩皮、胚乳和胚芽三個部分，食品中這些成分的含量必須在一半以上才可稱之為全麥食品。糖尿病患者在購買全麥食品時一定要以此為購買依據，購買前一定要看清食品包裝上標記的主要成分。如果主要成分明確標明是「全小麥」「全麥」，這種食品就是全麥食品；而如果標註「多種穀物」「石磨」「一〇〇％小麥」「有機」或「麩皮」等字樣，則說明食品中全麥的成分只有少量或者根本就不含全穀物。

適合糖尿病患者的高纖食品

糖尿病患者應以攝取高纖維食品為主，以確保體內血糖值的穩定。高纖維飲食又稱多渣飲食，指含膳食纖維較多的飲食，且飲食每天所提供的膳食纖維應不低於四十克。富含膳食纖維的食品包括以下幾種：

粗糧。如玉米、小米、高粱、蕎麥、燕麥、蓧麥、細麩和各種乾豆類，這些食物中富含的膳食纖維一般在一〇％以上，十分適合糖尿病患者食用。

蔬菜。如芹菜、韭菜、白菜、油菜、豆芽菜、筍類和蘿蔔等，這些蔬菜中也含有豐富的膳食纖維，是糖尿病患者的最佳選擇。

水果。多種乾、鮮果品中含有很多膳食纖維，但有些水果含糖量也較高，像香蕉、柿子、冬棗等，糖尿病患者在選擇時應避免選用這幾類水果。

菌藻類。如木耳、蘑菇、海帶、紫菜等，其中紫菜、乾蘑菇和黑木耳中含有的膳食纖維高達二〇％以上，海藻類食品中也含較多的膳食纖維，對糖尿病患者十分有益。

食用高纖維食物可增強糖尿病患者胃腸蠕動、吸收水分的功能，產生揮發性脂肪酸以利排出大便，同時還能使糞便中膽汁酸排泄增多，降低血膽固醇，並延緩或減少體內糖類的吸收，有通便、調脂、降糖和降黏等作用。

食用玉米不宜過量

玉米和薯類食物都屬於粗糧，適合糖尿病患者食用，但過量食用玉米卻會導致血糖和尿糖升高。

雖說同等重量的玉米比精緻白米、麵粉的含糖量低得多，但是玉米中含有葡萄糖等單糖成分。食用玉米過量時，這些單糖成分會加快腸道的吸收，對糖尿病患者的血糖造成一定影響。除了玉米，食用過多的馬鈴薯也會對人體血糖產生影響。因此，糖尿病患者在進食這些食物時，一定不能過量，最好能搭配豆類、蕎麥等食用。

另外，食物的烹調方法也會對糖尿病患者血糖產生一定的影響，如穀類是糖尿病患者的最佳選擇，但如果在烹調中加水稀釋糊化，穀類中的澱粉鏈就會被打開，大分子的聚合物轉變為小分子的葡萄糖，對患者血糖會產生嚴重影響。

糙米控糖又降糖

糙米中富含的蛋白質，可在短時間內提供人體所需熱量。同全麥食物相比，雖然糙米的蛋白質含量不如全麥食物多，但品質卻遠超全麥食物。

糙米的營養價值遠勝於精緻白米，其中所含膳食纖維比精緻白米高出十幾倍，對控制血糖十分有利，尤其是對肥胖型糖尿病患者益處更多。糙米中的膳食纖維可以包裹糖類，減慢食物的消化吸收速度，對控制體內血糖升高十分有利。

糙米的米糠和胚芽部分含有豐富的維生素B和維生素E，比精米高近十倍，能提高糖尿病患者的免疫功能、促進血液循環、延緩衰老。糙米中的礦物質也十分豐富，像鋅、鉻、錳等微量元素都可提高糖尿病患者體內胰島素的敏感性，對糖耐量受損的人群也很有幫助。

橄欖油能調節血糖

橄欖油被譽為「液體黃金」「植物油皇后」「地中海甘露」等，可用於保健、美容和烹調，營養價值非常高。可食用的高檔橄欖油是世界上唯一以自然狀態形式供人類食用的木本植物油。

橄欖油中富含不飽和脂肪酸，能調節、控制血糖，是最好的脂肪補充來源。糖尿病患者食用富含橄欖油的食物，可起到輔助治療的作用，也有助於防止和延緩該病的發生，它會通過提升HDL膽固醇，降低血脂、血糖等方法來防止患者體內胰島素阻抗，從而避免因此而引起的嚴重後果。

此外，橄欖油中的油酸對抑制糖尿病的發生也有奇效。油酸會減緩糖尿病患者胃中食物的消化速度，繼而抑制體內血糖急劇上升。人體長期處於高血糖狀態便是誘發糖尿病的主因之一，所以經常食用橄欖油能達到防治糖尿病的目的。

豆類怎麼吃

豆類是常見的高膳食纖維食品，十分適合糖尿病患者食用。但不同豆類的含糖量也不一樣，糖尿病患者在選擇時一定要謹慎。如黃豆的含糖量比較低，但含膳食纖維卻很高，因此，由黃豆粉和麵粉製成的混合食品，很受糖尿病患者歡迎。

豆漿、豆腐等豆製品主要是用黃豆製成，糖尿病患者只要不過量進食，就可以不計作主食。但如果每天進食的豆腐在二〇〇克以上，或食用其他黃豆製品在一〇〇克以上時，就應適當減少主食的攝取量。

綠豆、紅豆等豆類食品相對來說含糖量比較高，糖尿病患者進食這些豆類時應適當減少主食的攝取量，但綠豆粥、紅豆粥及不甜的八寶粥和米粥含糖量較低，糖尿病患者可以食用。

另外，市場上的很多粉條、粉皮等食物都是用含糖量較多的豆類或薯類製成，糖尿病患者在食用這些食物時要適當減少主食的攝取量，以確保體內血糖的穩定。

牛奶如何降血糖

牛奶的營養價值頗高，經過加工的脫脂牛奶十分適合老年人和高血糖人群飲用。研究發現，進食主餐之前、之中或之後飲用二〇〇毫升牛奶，能降低糖尿病患者的血糖值。如果將不飲用牛奶的糖尿病患者血糖值看做一〇〇，飯前飲用牛奶的糖尿病患者血糖值則是六十六；將牛奶與主餐同食的糖尿病患者血糖值是六十九；飯後飲用牛奶的糖尿病患者血糖值約為六十八。所以，飲用牛奶對糖尿病患者的血糖影響很明顯。

另外，牛奶中含有一些催眠物質，在調節糖尿病患者血糖的同時還能改善其睡眠品質，使體內各器官得到更充分的休息。但糖尿病患者在空腹狀態下喝牛奶，不僅不會降低血糖，還會引起消化問題，這點要注意。

慎食毛豆

毛豆中含有豐富的食物纖維、鉀和卵磷脂等營養物質，但也有含量明顯高於其他蔬菜的大量脂肪，糖尿病患者在食用時一定要控制攝取量，否則將不利於體內血糖的控制。

雖說糖尿病患者在蔬菜的選擇上只要新鮮、含糖量較低，就不用嚴格要求攝取量，但像毛豆、蠶豆等蔬菜，尤其是炒成菜後，一定要控制攝取量。如果毛豆食用過多，就應相應地減少主食的攝取，以維持體內脂肪和糖分的平衡。

除了毛豆，像藕這樣含有較多澱粉和植物蛋白的蔬菜，糖尿病患者也要少吃，一天的攝取量最好控制在一〇〇克以內，才不會導致體內血糖值驟然升高。

另外，有些糖尿病患者完全把蔬菜當成降糖藥，攝取大量蔬菜充飢，主食攝取量卻很少，或完全不吃主食。其實，這樣做不但不會降低體內血糖，還可能導致營養不良，引發其他不良後果。

黃色果蔬降糖好

研究發現，黃色的水果、蔬菜中含有大量的胡蘿蔔素和維生素，如黃豆、玉米等黃色食物富含維生素A和維生素D，糖尿病患者食用後可有效控制體內血糖，緩解不良症狀的發生。

儘管黃色果蔬中含有較多的微量元素和營養成分，對糖尿病患者控制血糖有所幫助，但有些黃色果蔬除了有維生素，還含有過多的糖分，屬於高糖類食物，這樣的黃色果蔬不適合糖尿病患者食用，如柑橘、香蕉等高糖分黃色食物糖尿病患者不宜多食。

麩皮營養價值高

麩皮是小麥最外層的表皮，可摻在麵粉中製成高纖維麩皮麵包等適合糖尿病患者食用的食品。麩皮是一種經濟實惠的高纖維食品，還含有豐富的蛋白質和維生素，營養價值頗高。但其口感較差，人們不太習慣食用。

糖尿病患者在食用麩皮的時候可以採用蒸煮、加料、摻拌等多種方法，去除麩皮本身的氣味，讓人更容易接受。

麩皮含有少量糖分，但仍可作為糖尿病患者理想的高纖維食品。因為，富含高纖維的麩皮食品可延緩胃排空時間，減少糖尿病患者對食物和熱量的攝取，還能降低其對胰島素和藥物的依賴，有控制血糖和肥胖的作用。肥胖性糖尿病患者尤其應多食用麩皮食品。

營養雜糧數蕎麥

蕎麥所含的蛋白質比米、麵粉高得多，從營養效價來看，如果麵粉的營養指數為六〇，大米則為七〇，而蕎麥則為八〇。蕎麥屬於高營養雜糧，十分適宜糖尿病患者食用。

蕎麥是低脂肪食品，所含的脂肪也以油酸和亞油酸居多。油酸在人體內可以合成花生四烯酸，這種物質可降低血脂，有預防、治療糖尿病高脂血症的作用。除了脂肪和蛋白質，蕎麥中還含有大量微量元素和維生素，可軟化血管、降低血糖，同時蕎麥還有殺菌消炎的作用，被稱為「消炎糧食」。

值得一提的是，蕎麥中還含有一種特殊的物質——芸香苷。研究發現，芸香苷有降血脂的作用，是治療高血壓的重要藥物。糖尿病高脂血症和糖尿病冠心病的患者應經常食用蕎麥，以控制體內脂肪升高。

玉米鬚降壓又降糖

玉米鬚是常用中藥，味甘、淡，含有脂肪油、皂苷、苦味糖苷、生物鹼、黃酮類、維生素等營養物質，有利尿、降血糖、降血壓、抑菌、抗癌等功效。

玉米鬚中所含發酵劑，能明顯降低糖尿病患者體內血糖值，每日食用三〇克玉米鬚，便能起到較好的療效。食用玉米鬚的方法多種多樣，可煎可煮，十分簡便。以下介紹一些最基本的食用方法。

玉米鬚三〇克，新鮮空心菜一〇〇克，加適量清水煎湯，去渣取汁即可飲用。每天一劑，分早、晚兩次飲用，可改善糖尿病患者口渴症狀，經常感到口渴難耐的患者可長期服用。

玉米鬚三〇克，豬肉一〇〇克。玉米鬚先煎湯，湯中加入少許鹽煮豬肉，肉熟後吃肉喝湯即可。此法中的豬肉最好選用瘦肉，以免糖尿病患者服用後脂肪攝取過量。

大蒜殺菌還降糖

大蒜，多年生草本植物，按皮色可分為紫皮大蒜和白皮大蒜，可食用、調味或入藥。大蒜有健脾治腎、殺菌排毒等功效，還有降血脂、降血糖、降血壓、防治動脈粥樣硬化等作用。

大蒜中含有一定量的揮發油，主要成分是大蒜辣素，這種揮發油是由大蒜中的蒜胺酸受大蒜酶的作用水解產生，殺菌作用十分有效，是目前發現的天然植物中抗菌作用最強的一種。此外，大蒜中還含有豐富的水分、蛋白質、維生素、微量元素等營養物質。

大蒜除了有強烈的殺菌作用，還可促進胰島素分泌，促使人體吸收葡萄糖，提高葡萄糖耐糖量，迅速降低血糖，是預防和治療糖尿病的良藥。

大蒜有很多好處，但糖尿病併發眼病的患者卻要謹慎食用。中醫認為，長期大量食用大蒜會傷肝損眼，眼病患者，尤其是糖尿病併發眼病患者應少吃或不吃，以免加重病情。

菌類可替代肉類

菌類是指人們可以食用的大型真菌總稱，有些可直接食用，有些可作藥用，價值頗高。食用菌含高蛋白、低脂肪、低糖、高膳食纖維、多種維生素、多種礦物質，且不含膽固醇和澱粉，基本上集中了所有食品的優良特性，被稱為「長壽食品」。

菌類蛋白質中含有的胺基酸成分與肉類、奶類、蛋類中的蛋白質成分十分相似，糖尿病患者可以多食用一些菌類，代替肉類、奶類、蛋類中的蛋白質，以確保人體成長發育中所需要的胺基酸。

另外，菌類中的維生素和礦物質還可以參與人體糖代謝，降低血糖含量、調節血脂、降低血液黏稠度。

紫甘藍可輔助治療糖尿病

紫甘藍又稱紅甘藍、赤甘藍，俗稱紫高麗菜或紫椰菜，因其外葉和葉球都呈紫紅色而得名。紫甘藍營養豐富，含有多種維生素及一種抗氧化的營養素，可以抗衰老、抗氧化，預防動脈粥樣硬化的發生，有輔助治療糖尿病的作用。

除了各種維生素，紫甘藍中還有豐富的纖維素，可以滿足人體對纖維素的需求量、增強胃腸功能、降低膽固醇、控制熱量值、調節血糖。另外，紫甘藍中還含有一定量的鐵元素，可提高血液中氧氣的含量，有助於脂肪的燃燒，幫助肥胖者或肥胖型糖尿病患者健康減肥。

紫甘藍既可生食又可炒食，但是在炒食的時候，一定要急火重油，煸炒後迅速起鍋，才能盡可能不破壞紫甘藍中的各種營養成分。

蘆筍能降血糖

蘆筍是多年生草本植物石刁柏的嫩莖，是世界十大名菜之一，享有「蔬菜之王」的美稱。蘆筍味甘、性寒，有清熱解毒、生津利水的功效，且低糖、低脂肪，非常適合糖尿病患者食用。

蘆筍含有豐富的蛋白質、維生素和多種胺基酸，經常食用具有調節人體代謝、提高免疫力的功效，尤其對高血壓、糖尿病、心臟病等具有很強的藥理作用。食用蘆筍可以使人體細胞生長正常化，能有效防止癌細胞擴散，癌症患者可以經常食用蘆筍進行輔助治療。

研究發現，蘆筍不僅是因為低糖、低脂肪才適合糖尿病患者食用，更重要的是其中含有一種名叫香豆素的化學成分。這種成分可以幫助人體降低血糖指數，經常食用，可以使糖尿病患者血糖保持基本正常，達到食療的效果。

山藥，糖尿病患者的理想食療佳品

山藥又名懷山藥、淮山藥，性味甘平，既可作為主食又可作為蔬菜，是物美價廉的補虛佳品。山藥可以減少人體皮下脂肪的堆積，預防類風濕關節炎及硬皮病等膠原疾病發生，有健脾、除濕、補氣、潤肺、固腎等功效。

山藥含有豐富的可溶性纖維，食用後能推遲胃內食物的排空時間，可幫助糖尿病患者控制飯後血糖升高。山藥中還含有大量黏液蛋白，能防止脂肪沉積，保持血管暢通，富有彈性，有效防治動脈粥樣硬化類疾病的發生和惡化，並且有降低血糖的作用。因此，山藥是糖尿病患者理想的食療佳品。

少食山藥粉

山藥有益於糖尿病患者，適量食用能抑制血糖升高、改善免疫功能、增強體質、預防一些併發症的發生，但山藥粉卻是糖尿病患者的大敵。山藥粉中的澱粉含量過高，食用後會迅速轉化為糖，增加血液中的糖分，對病情十分不利。因此，糖尿病患者在食用山藥時一定要食用新鮮山藥。

冬瓜連皮吃

冬瓜含有較多的維生素C，是一種低熱量、低脂肪的家常蔬菜，也是適宜糖尿病患者食用的蔬菜之一。

冬瓜是公認的「肥胖剋星」「減肥佳蔬」，含有減肥作用物質──丙醇二酸，能抑制糖類轉化為脂肪，起到減肥作用。冬瓜也是一種低熱能的高鉀鹽蔬菜，能將體內脂肪轉化為熱能而減肥。對於二型糖尿病伴肥胖者來說，食用冬瓜既能減肥，又能降脂降糖，一舉兩得。

冬瓜的藥用價值主要在其硬皮上，糖尿病患者食用冬瓜的時候最好連同硬皮一同食用。如果覺得皮太硬難以下嚥，可以將冬瓜洗乾淨，連皮一同煮水當茶喝。

苦瓜利尿又降糖

苦瓜含有人體所需的多種胺基酸和苦瓜素，而且有一定的藥用價值，不僅可以用於治療糖尿病等慢性疾病，還有解暑、清熱、利尿等作用。

除了含有多種胺基酸和苦瓜素，苦瓜中還含有豐富的維生素C和鉀。經常食用苦瓜能有效降低血糖，還有明目、防癌的功效，可謂是上佳的健康蔬菜。苦瓜之所以有降血糖的功效，是因為苦瓜的種子中含有一種特殊的蛋白質，這種蛋白質能促進人體內糖分分解，使多餘的糖分轉化為熱量，平衡糖尿病患者體內的血糖值。

糖尿病患者往往會因為血糖無法降低而使白血球受到影響，導致人體免疫力下降，增加糖尿病併發症的發病率。這時候，糖尿病患者就可以多吃些苦瓜，以調節體內血糖值。

另外，苦瓜還含有一種減肥的特效成分——高能清脂素，能有效幫助糖尿病患者減肥，不需用節食等不利於身體健康的方法。

花椰菜可減少併發眼疾機率

花椰菜的含水量為九〇%，並含有一定量的膳食纖維、維生素和礦物質，是糖尿病患者宜選的低熱量、低脂肪蔬菜。

花椰菜中的維生素C含量很高，長期食用對改善糖尿病病症十分有益，可以調節二型糖尿病患者的血糖，還能預防許多併發症的發生。除了維生素C，花椰菜中的維生素E可以改善人體心臟功能，也可以預防一些慢性併發症的發生。

另外，多食用花椰菜能有效預防糖尿病併發眼疾，因為花椰菜中含有大量的胡蘿蔔素和維生素A，這兩種營養元素是眼睛的「保護神」，可以為眼睛補充足夠的抗氧化素，防止眼睛感染病菌，減少糖尿病併發眼疾的機率。

可適當食用南瓜

糖尿病患者被禁止食用各種甜食和多種水果，因為甜食和水果中的葡萄糖、蔗糖消化吸收較快，食用後會使血糖驟然升高，對控制血糖十分不利。

南瓜含有較多的果膠。果膠是一種水溶性多糖，進入腸道後能抑制葡萄糖的吸收。南瓜的甜味主要來源於果糖，果糖是不會被人體利用的一種糖分。因此，南瓜與其他含糖食物相比較，更容易保持較低的血糖，使糖尿病患者餐後血糖值較為平穩，不會出現血糖驟高失去控制的情況。

對糖尿病患者來說，每天食用一〇〇～二〇〇克的南瓜為宜。特別是糖尿病腎病患者必須長期食用低蛋白質類的食物，而南瓜正好符合這一點，其蛋白質含量極少，可以替代一部分主食，以達到降低蛋白質總量的目的。

糖尿病患者適合食用絲瓜

絲瓜含有蛋白質、脂肪、碳水化合物、微量元素、維生素等營養物質，屬於低脂肪、低熱量、低糖的高鉀食品，十分適合糖尿病患者食用。

絲瓜的汁液中含皂苷、木聚糖、絲瓜苦味質、瓜胺酸及多量黏液等營養物質，均對糖尿病患者有益。將絲瓜去皮洗淨切片後放進開水中煮湯，可以清解熱毒。

菠菜能平衡血糖

菠菜中含有大量的胡蘿蔔素，是人體多種維生素、微量元素的重要來源。菠菜更是因含有豐富的鐵元素而被譽為養顏佳品。此外，菠菜葉中還含有一種類胰島素物質，作用與胰島素非常相似，能保持血糖穩定，糖尿病患者宜多食用。

菠菜的食用方法有很多種，或炒或燒或做湯，但是菠菜中含有草酸成分，直接炒會影響人體對鈣的吸收。因此，專家建議糖尿病患者在食用菠菜的時候最好先用水焯一下，這樣可以減少菠菜中草酸的含量，食用起來更健康。

糖尿病患者不宜同食菠菜和豆腐，更不應將兩者同煮。豆腐中含有較多的氯化鎂、硫酸鈣，與菠菜同食會生成不溶性草酸鈣，不但會造成體內鈣質流失，還可能沉積起來，導致結石。但如果先用水焯一下菠菜，再與豆腐同食，便會大大減少患腎結石的可能性。

甜菊葉——糖尿病患者可食用的「糖」

甜菊葉是一種甘味料的葉子，含有一種名叫甜菊素的甜味物質，甜味是砂糖的二〇〇倍，但是熱量很低，易溶於水，被稱為「無熱量的代糖產品」，十分適合糖尿病患者泡茶飲用。每天飲用甜菊茶，既可穩定血糖，還能提高身體免疫力，而且熱量低，可以控制熱量和體重。

不宜食用蒜苗

蒜苗中含有蛋白質、胡蘿蔔素、硫胺素等營養成分，有殺菌、抑菌的作用，可防治心腦血管疾病，預防血栓形成，同時還能保護肝臟，有抗癌的功效。但蒜苗會使糖尿病患者的血糖升高，不適宜糖尿病患者食用。

很多糖尿病患者在自我檢測血糖的時候發現，如果正餐食用蒜苗，餐後血糖一定會比以往高，不利於控制血糖。蒜苗中可食部分的單位能量比較高，每一〇〇克可食部分的能量約為三十八千卡，如此高的能量會增加胰島素的需求量。蒜苗進入胃腸後消化快、吸收率高，會加快葡萄糖的釋放速度，致使血糖升高。

除了蒜苗本身的因素，不良的烹飪方式也會導致糖尿病患者食用蒜苗後血糖升高。如烹飪過程中過量用油，加入富含油脂的佐料較多等。

烤芹菜有助降糖和減肥

研究發現，烤芹菜的時候，芹菜會散發出一股濃濃的香味——二氮苯。二氮苯能預防血栓的形成，對心肌梗塞、缺血性腦中風等也有良好的預防作用。它還能迅速分解人體內的脂肪和蛋白質，促進新陳代謝，幫助糖尿病患者健康減肥。

芹菜中含有大量的鉀，含水量也很大，食用之後，不僅可以降血壓，還很容易產生飽足感，減少進食量，控制血糖。烤芹菜中的膳食纖維能減緩糖尿病患者吸收糖分的速度，血糖的上升速度也就會隨之變慢，能夠幫助保持血糖平穩。

空心菜可預防糖尿病併發症

空心菜又名蕹菜，屬於鹼性食物，含有鉀、氯等微量元素，食用後可降低腸道的酸度，預防癌症的發生。在其嫩梢中還含有豐富的鈣和胡蘿蔔素，能有效預防糖尿病患者併發眼病。研究發現，空心菜中含有一種類似胰島素的成分，有降低血糖的作用，非常適合糖尿病患者經常食用。

空心菜中所含有的食物纖維，能促進胃腸蠕動，可通便解毒。尤其是在夏季的時候，多吃空心菜除了能保持血糖穩定，還能防暑解熱、涼血排毒。空心菜的菜汁對金黃色葡萄球菌、鏈球菌等細菌都有抑制作用，能防止交叉感染，對糖尿病因感染而引起的多種併發症有很好的預防作用。

洋蔥可利尿降糖

洋蔥營養豐富，含有豐富的水分、蛋白質和各種微量元素，不僅脂肪含量低，還能分解食物中的脂肪，有效控制糖尿病患者攝取的脂肪量。洋蔥中所含的一種化合物可以有效阻止血小板凝結，加快血液凝塊的溶解速度。因此對於糖尿病併發心血管疾病的患者來說，宜多食洋蔥。尤其是食用過多肉食的時候，洋蔥更是必不可少的佐餐品。

國外很多人都是以甜食和肉類為主食，但他們罹患糖尿病的機率很小，這跟洋蔥有著密不可分的關係。他們在食用甜食和肉食的時候經常會搭配洋蔥一同食用，不論是生食還是熟食，洋蔥都能起到預防糖尿病的作用。這是因為洋蔥裡含有一種抗糖尿病的化合物，能夠刺激胰島素的合成和釋放，降低血糖。

馬齒莧能消渴降糖

馬齒莧是藥食兩用的天然野菜，又名長命菜、安樂菜、酸米菜、長壽菜等。馬齒莧性寒味甘酸，有良好的抗菌作用，能清熱解毒、涼血止血，藥用價值頗高。

馬齒莧中含有豐富的ＳＬ３脂肪酸，含量約是菠菜的六倍。ＳＬ３脂肪酸是形成細胞膜的必需物質，尤其是腦細胞膜和眼細胞膜。因此，多食用馬齒莧能促使大腦和眼睛的發育。眼睛乾燥或患有夜盲症的人，更應多食馬齒莧。

除了對大腦和眼睛有好處，馬齒莧還是一種治療糖尿病的良藥。尤其對那些經常感覺口渴的糖尿病患者，有良好的「消渴」作用。馬齒莧中含有高濃度的去甲腎上腺素和二羥基苯乙胺，這兩種物質能促使人體胰腺分泌胰島素，調節人體糖代謝，從而降低血糖。

黃瓜、木耳降糖好

黃瓜肉質脆嫩、汁多味甘，是一種適合糖尿病患者食用的蔬菜。它可以代替某些水果，在補充營養成分的同時，還能起到降低血糖的作用。

黃瓜富含細纖維素，可以降低血液中膽固醇、三醯甘油的含量，促進腸道蠕動，有效改善人體新陳代謝。新鮮的黃瓜中還含有丙醇二酸，能有效抑制糖類物質轉化為脂肪，是糖尿病患者不可多得的健康蔬菜。

木耳營養豐富、味道鮮美，具有很好的醫療作用。木耳中富含鐵、維生素K等營養物質，能減少血液凝塊、預防血栓病的發生。木耳中的膠質還可以把殘留在人體內的雜質吸附集中起來，並排出體外，可以說是人體的「清潔劑」。此外，木耳所含熱量較低，十分適合糖尿病患者長期食用。

黃瓜和木耳均含有豐富的纖維素，熱量又低，不容易引起血糖升高，在幫助糖尿病患者控制血糖的同時，還有美容、美顏的功效。

蘿蔔降糖效果佳

一般我們常說的蘿蔔便是市場上賣的白蘿蔔。中醫認為，蘿蔔性味辛、甘、涼，歸肺、胃經，有除燥生津、利尿止渴、降脂化痰、消食解毒之功效。蘿蔔中含有甲硫醇、香豆酸、阿魏酸、胺基酸、維生素和礦物質，營養價值頗高。

蘿蔔所含香豆酸等活性成分有降血糖作用，還有降低血膽固醇，預防冠心病、高血壓的作用。蘿蔔中含有一種促進脂肪代謝的物質，有明顯地減肥作用，所以對於中、老年二型糖尿病患者來說，經常食用蘿蔔，對身體健康極為有利。

胡蘿蔔又叫紅蘿蔔。營養學家發現，胡蘿蔔中含有一種能降低血糖的成分，所以糖尿病患者可以增加胡蘿蔔的食用量。胡蘿蔔含有琥珀酸鉀鹽，有降低血壓的作用；大量胡蘿蔔素，即維生素A原，能產生大量維生素A，可維持大腦及中樞神經系統的正常運作，保護視力。總之，常食胡蘿蔔不僅能降低血糖，而且可防治糖尿病併發症，如高血壓病、視網膜損傷、神經組織損傷等。

適量食用開心果可穩血糖

開心果中含有大量的膳食纖維，對糖尿病患者來說十分有利，只要每天適量食用，便可以幫助穩定血糖。

食用開心果時，將果仁和果皮一起食用，有助調節人體血液中的葡萄糖含量。開心果中的膳食纖維會附著在人體腸道內，延緩糖分進入血液，使血糖不會驟然升高。

在食用正餐的時候適當食用一些開心果，穩定血糖的效果會更佳。另外，糖尿病患者在吃水果的時候也可以適當同食一些開心果，以延緩人體吸收水果中的糖分，不因食用水果而導致血糖驟然升高。

奇異果能調節人體糖代謝

奇異果也稱毛桃、陽桃、羊桃或獼猴桃，其性寒，味甘、酸，具有清熱生津、止渴除煩、利水通淋的功效。其每百克果肉中所含維生素比柑橘高八倍，所以被稱為「超級水果」。除了維生素，奇異果中還含有豐富的蛋白質、有機酸及各種礦物質，營養非常豐富。

奇異果外皮的營養比果肉稍低，但含豐富果膠，有助降低膽固醇，尤其是皮和果肉相連部分是最有營養之處。

奇異果是糖尿病患者宜食的水果，其中所含的肌醇屬於天然糖醇類物質，能有效調節糖代謝。同時，奇異果熱量低，含有豐富的膳食纖維，果肉中所含精胺酸又可以改善血液流動，防止動脈血中血栓的形成，因此，糖尿病併發高血壓、高脂血症、心血管疾病患者也宜食用奇異果。

羅漢果可降低血糖

羅漢果也叫長壽果、神仙果。其性味甘、涼，有潤腸通便、清肺、止渴的功效，含有豐富的維生素C及糖苷、果糖、葡萄糖、蛋白質及多種礦物質，營養價值很高。

羅漢果中還有大量的膳食纖維，能有效改善體內糖代謝，對控制血糖十分有利。羅漢果中的糖苷甜度是蔗糖甜度的三〇〇倍左右，還有降血糖的作用，是糖尿病患者的理想食物。

糖尿病患者可以挑選圓形色褐、個大質堅的羅漢果泡茶飲用。泡茶前可在羅漢果的兩頭各鑽一個小洞，再放入茶杯中用開水沖泡，以使羅漢果中的各種營養物質溶解在水中，成為養生保健的理想飲品。

核桃護心又降糖

核桃又叫胡桃、羌桃，可生食，也可炒食，不僅味美，營養價值也高，被譽為「萬歲子」「長壽果」。它與扁桃、腰果、榛子並稱為世界著名的「四大乾果」。

核桃仁中含有較多的蛋白質及人體所需的不飽和脂肪酸。這些成分是人體大腦組織細胞代謝的重要物質，可促進大腦發育，增強腦功能。核桃仁中還含有較多的維生素和微量元素，能幫助人體保護心、腦血管，具有降血壓、降血糖等作用。研究發現，經常食用核桃仁可以降低腸道對膽固醇的吸收利用，能有效防治動脈硬化及胰島素依賴型糖尿病。

核桃仁是食療佳品，有補血養氣、補腎填精、止咳平喘、潤燥通便等良好功效，但在食用時還應注意一些問題。核桃不能與酒等一同食用，因核桃是性熱食物，而酒也屬甘辛大熱，一同食用容易導致血熱；有肺炎、支氣管擴張等疾病的患者不宜吃核桃，以免加重病情。

肉桂，暖胃又降糖

肉桂具有藥食兩種價值，既可用於驅寒止痛、暖脾胃、通血脈，又可作為香料，用於肉類的烹調中。它能夠重新啟動脂肪細胞對胰島素的反應能力，加快葡萄糖的新陳代謝，緩解糖尿病患者的病情。

研究發現，肉桂中含有黃烷醇多酚類抗氧化物質，能有效保持血糖的穩定，降低胰島素抵抗，尤其是對二型糖尿病患者輔助治療效果更為明顯。在食物中加入一些肉桂粉讓糖尿病患者食用，就會降低血糖升高的速度，還會加快體內糖分的分解速度。

肉桂雖可幫助糖尿病患者降血糖，但不宜長期或過量食用。肉桂辛熱，易傷陰助火，如果出現便祕、面紅目赤等症狀的糖尿病患者更要謹慎食用。對於適合食用肉桂的糖尿病患者，也不能過量，一般來講，每天的食用量不宜超過四克。

冬棗和山楂不宜食用

冬棗營養豐富，含有蘇胺酸、絲胺酸等十九種人體必需胺基酸，還含有多種維生素和微量元素，能保持微血管暢通，對於治療高血壓和動脈粥樣硬化等病症有一定的輔助作用。

雖然冬棗的益處如此多，但對於糖尿病患者來說，食用冬棗卻不是明智的選擇。冬棗中的糖分含量較高，並不利於糖尿病患者控制血糖。

山楂有重要的藥用價值，一般用於健脾開胃、消食化滯。曾有人說，山楂除了健脾開胃，還可以降低血糖，對糖尿病患者十分有利，事實真是如此嗎？

經營養學家分析，山楂中含有多種有機酸，富含維生素C、胡蘿蔔素、鈣等營養成分，有軟化血管、降低血清膽固醇和降血壓的功效。但山楂含的果糖過高，糖尿病患者食用過量會直接影響血糖值。

因此，糖尿病患者最好將山楂當成輔料、調料來食用，比如燉湯、熬粥的時候加一、兩顆山楂一同熬煮，將食用量控制在安全範圍內，便不用擔心會影響血糖。

少吃瓜子和花生

花生、瓜子等食品所含糖分並不多，而且含有的脂肪也是不飽和脂肪酸，表面看來對血糖影響並不大，但這也僅是片面。

瓜子營養頗高，富含維生素、蛋白質及油類，適量食用能安定情緒、防止老化，還能預防高血壓、心臟病等疾病的發生。但瓜子含鹽分較高，長期嗑食會帶走口腔中大量唾液，缺乏唾液對健康極為不利，特別是糖尿病患者。過量嗑食瓜子，會使其中油脂轉化為熱量進入身體，不僅會使血脂升高，還會使一部分血脂轉化為葡萄糖引起血糖升高。

花生就更不用說了，它被人們譽為「植物肉」，屬高油脂、高蛋白質食物，更不適合糖尿病患者食用。

適當食用海鮮

海鮮味道鮮美，能提供人體大量的優質蛋白、脂肪和豐富的膳食纖維。一般來講，海鮮包括魚、蝦蟹、貝類和海藻等，前三種動物類海鮮，含有的營養成分更加豐富。除了蛋白質等營養成分，還有大量人體所需的微量元素，特別是碘元素。所以糖尿病患者適當食用一些動物類海鮮是有利健康的。

但是，也有不少海鮮的膽固醇含量超標，如每克蝦皮所含的膽固醇量甚至比豬肝和羊腰子還高。所以糖尿病患者平時不要過多食用此類海鮮。相對於動物類海鮮而言，海藻類等植物類海產所含的熱量及脂肪非常少，還富含膳食纖維，是糖尿病患者宜食的一類食品，如海帶、紫菜、海萵苣等。

海帶是一種含碘量很高的大葉藻科植物，性味鹹、寒，有軟堅散結、利水化濕等功效。中醫將海帶稱之為「昆布」，有「鹼性食物之冠」的美稱。

海帶含有豐富的蛋白質、粗纖維、無機鹽、多種維生素及微量元素。多食海帶不僅能預防甲狀腺腫大，還能降低人體內膽固醇、血脂和血糖。研究發現，海帶中含有的有機碘有類激素作用，能提高人體內生物活性物質的活性，促進胰島素及腎上腺皮質激素的分泌，促進葡萄糖和脂肪酸在人體中的代謝，達到降糖、降脂作用。

海帶中還含有豐富的鈣，糖尿病併發骨質疏鬆症的患者可長期食用海帶，幫助人體補充和吸收鈣，改善糖尿病併發骨質疏鬆症患者的病情。海帶適用於防治多種疾病，如海帶中含有的褐藻酸鈉鹽有預防白血病和痛痛病的作用；澱粉有降低血脂的作用；甘露醇能治療腦水腫、急性青光眼等。

由此可見，不管是糖尿病患者還是健康人群，都應多食海帶，以預防、治療以上疾病。

多吃黃鱔魚

黃鱔魚又稱黃鱔、鱔魚，不僅是席上佳餚，還有一定的藥用價值。中醫稱，黃鱔性溫味甘，入肺腎二經，有補五臟、療虛損之功效。《本草綱目》中也有對黃鱔的記載，用於補血、補氣、除風濕等病症。

除此之外，黃鱔還可用於治療糖尿病。研究發現，黃鱔中可提取一種物質——黃鱔魚素。這種物質能調節血糖，血糖值低的時候，黃鱔魚素可以幫助升高血糖；血糖值高的時候，可以幫助降低血糖，使血糖值始終保持在較為正常的範圍內。

黃鱔魚素的降糖作用與胰島素十分相似，有明顯的類胰島素降糖作用，是治療糖尿病的一味良藥。糖尿病患者一般會被限制食用肉類，但卻可以多多食用黃鱔魚，以達到治療糖尿病、保持血糖平穩的目的。

適合老人兒童的雞茸馬鈴薯湯

兒童糖尿病患者及老年糖尿病患者經常為吃苦惱。而且老年糖尿病患者牙口又不太好，必須吃些軟爛的食物，這樣一來，可供選擇的食物就更少了。如果糖尿病患者此時正在為吃什麼、怎麼吃而苦惱，就一起來看看下面這道菜吧。

準備馬鈴薯三〇〇克，雞胸肉一〇〇克，雞蛋黃一個，麵粉四十克。馬鈴薯削皮洗淨，放在鍋中煮三十分鐘左右，直到煮爛便可撈出。放涼後，搗成馬鈴薯泥備用。將雞胸肉剁成肉泥，與馬鈴薯泥攪拌均勻，加入蛋黃、麵粉、鹽等調料再次攪拌均勻，和成麵團。

湯鍋上火，倒入雞湯，燒開後加入鹽及胡椒粉，改用小火慢慢煮沸。取出和好的麵團，搓成一條條的小段，再將其搓成球狀，即成馬鈴薯球。把馬鈴薯球放在開水中煮二～三分鐘，撈出再倒進雞湯鍋中，大火煮五分鐘左右即可食用。

老年患者應多喝豬胰雞蛋菠菜湯

豬胰性平、甘，可健脾胃、助消化，能養肺潤燥，對消化不良、糖尿病、脾胃虛弱有一定治療作用；菠菜性涼味甘，有滋陰補血、潤腸通便、止渴平肝之功效。老年糖尿病患者胃口欠佳，消化系統經常出現問題，吃點豬胰十分有好處。下面就介紹豬胰雞蛋菠菜湯的做法。

取豬胰一〇〇克，雞蛋二個，菠菜一〇〇克。將豬胰洗淨切成片，用開水焯一下，濾乾水分備用；菠菜擇洗乾淨，切成一指長的小段備用；雞蛋打入碗內攪拌均勻備用。在鍋內加入適量清水，把焯好的豬胰片放進去，待豬胰片煮熟後倒進菠菜和雞蛋，攪拌均勻。加入鹽和其他調味品後即可食用。

營養佳餚——黃蓍猴頭湯

猴頭菇素來有「山珍之珍」的美譽，用來做湯，既美味，又能助消化、補虛損，是糖尿病患者補養身體的佳餚。

做這款湯需要猴頭菇二〇〇克，雞肉二〇〇克，黃蓍二十克，菜心一五〇克，蔥、薑、蒜、鹽各適量。將猴頭菇清洗乾淨，切成略厚的大片備用；黃蓍清洗乾淨，也切成片備用。將雞肉切成長條備用，菜心清洗乾淨備用。

炒鍋上火，油熱後將蔥、薑放進去，炒出香味後加入雞肉，待雞肉變色後，加入少量食鹽、料酒，倒入適量清水煮沸。水開後再改用小火慢燉三十～六十分鐘，加入猴頭菇片繼續燉煮三十分鐘左右即可。

酸菜魚片湯開胃暖胃

酸菜有開胃作用，可增強糖尿病患者的食欲；草魚有利血液循環，具有暖胃和中、明目益腸等功效。做酸菜魚片湯需要準備草魚一條，酸白菜二〇〇克，雞蛋清一個，鹽、料酒、蔥、薑、蒜等適量。

具體做法為洗淨酸白菜，切成薄片備用；雞蛋清加入些太白粉調成漿液備用，草魚清洗乾淨後，剔下魚肉，切成薄片，將蔥、薑、蒜、料酒等與魚片醃在一起，三～五分鐘後取出魚片，均勻裹上蛋漿備用。

炒鍋上火，加入適量清水，放入蔥、薑，待水煮沸後，撈出蔥、薑，放入酸菜。待酸菜的味道煮出來之後，將魚片下鍋，魚片煮熟即可。

苦瓜煲肉減肥降糖

苦瓜是減肥、降糖、降血壓的最佳蔬菜，糖尿病患者經常食用可除煩止渴、清熱袪火。對於肥胖型糖尿病患者而言，苦瓜更是天然的減肥良藥，降糖的同時還可減重。

做苦瓜瘦肉煲時，需要準備豬瘦肉八十克，苦瓜一〇〇克，鹽、太白粉、油均適量。將苦瓜清洗乾淨，橫向切成一指長的圓筒，挖去裡面的瓜瓤，瘦肉剁成餡，填進苦瓜筒中。炒鍋上火，倒入油，油熱後將苦瓜筒放進去略炸一會兒，撈出將油濾乾，再放入砂鍋中，加入適量清水煮，水開後，改用小火燉一～二個小時左右，苦瓜燉爛後即可起鍋。喝湯前，可加入適量鹽及其他調味品。

做這道菜時需要注意，有些人會先焯一下苦瓜，去掉苦瓜的一些苦味後再做菜，但這樣做會大大降低苦瓜降糖的效果，若想達到良好的食療效果，就不宜去掉苦瓜的苦味。

適合糖尿病患者的三豆飲

三豆飲中的三豆主要是綠豆、紅豆及黑豆。綠豆和紅豆都有利尿消腫、清熱解毒、除煩止渴的功效。三豆飲非常適合糖尿病患者飲用。

取綠豆、紅豆、黑豆各三十克左右，清洗乾淨後一同放入鍋中煮，待三種豆子煮熟爛透時便可食用。豆類不太容易煮爛，所以在煮三豆飲之前，最好先將三種豆子浸泡一段時間。

食用三豆湯時應注意，紅豆與鯉魚同食的時候會產生較強的利尿效果，糖尿病併發腎病的患者如果出現水腫現象，宜同食紅豆與鯉魚，如果無水腫現象，還是應岔開時間食用紅豆與鯉魚，以免體內水分流失過多。

吃胡蘿蔔鮑魚粥防治視網膜病變

糖尿病患者常見的併發症就是視網膜病變，視網膜病變會出現視物模糊、視力下降等症狀，病情嚴重者還會引起失明，影響日常生活。這道胡蘿蔔鮑魚粥中，既有富含維生素的胡蘿蔔，又有養肝明目的石決明等中藥，非常適合糖尿病併發視網膜病變的患者食用。

製作胡蘿蔔鮑魚粥需要用到胡蘿蔔一〇〇克，鮑魚二十克，糙米二十克，石決明五十克。如果患者家中沒有鮑魚，也可用蚌肉代替，只是量要稍微多一些。清洗乾淨所有材料後，將胡蘿蔔、鮑魚、米及石決明一同放入鍋中，加入適量薑片同煮。大火燒開後，再改用小火煮一～二個小時即可。

食用這道粥時應注意，不宜與山桃、雞肉、牛肝等食物一同食用。石決明與山桃一同食用，不僅不會養肝明目，還會導致雙目失明。而鮑魚與雞肉、牛肝相克，也不宜一同食用。

適合兒童患者的山藥南瓜粥

現在，越來越多兒童也患上了糖尿病，這跟不健康的飲食習慣和不良的生活習慣密不可分。兒童一般愛吃甜食，可一旦患上糖尿病，與「甜」有關的食物就會被禁止。當孩子哭鬧不休，媽媽可以做山藥南瓜粥給孩子吃。

做山藥南瓜粥要用到山藥和南瓜，山藥是降糖佳品，南瓜中含有的纖維素也對糖尿病患者十分有利，兩者加起來，不僅美味，還有降糖的作用。除了山藥和南瓜，還需要準備一些白米。將米洗淨後用冷水浸泡三十～五十分鐘，山藥和南瓜清洗乾淨切成小塊備用。米下鍋，水煮沸後，加入山藥和南瓜，水再次煮沸後，改用小火慢慢熬煮，直到米爛粥稠即可盛出食用。

適宜併發肺結核患者吃的菜

糖尿病併發症頗多，肺胃陰虛患者容易併發肺結核及支氣管炎。這類患者經常出現口乾口渴、乾咳無痰、多飲多食、日漸消瘦等症狀，日常生活中宜食一些清肺養胃的食物，如豆腐、木耳等。

以下這道菜就適合糖尿病併發肺結核的患者食用。準備豆腐一〇〇克、香菇二十克、木耳二十克。香菇、木耳浸泡在冷水中二個小時左右備用。豆腐切成小塊備用。待香菇、木耳泡好之後，油鍋上火，油熱時放入豆腐，炒出香味後加入適量清水，倒入香菇、木耳，蓋上鍋蓋，小火燜二十～三十分鐘即可起鍋，起鍋時加入適量蔥、鹽等調味品即可。

食用這道菜時要注意，木耳不宜與綠頭鴨和田螺同食，同食會影響消化系統，易引發消化不良。

肥胖型糖尿病患者吃什麼菜

肥胖型糖尿病患者在日常飲食中應以低糖、低脂肪為主，以達到降糖、減肥的效果。紫甘藍富含多種維生素及微量元素，且含糖量低，十分適宜糖尿病患者食用。高麗菜有清熱除煩、解渴利尿等功效，還含有丙醇二酸，能防止人體內脂肪的形成，兩者合用，便為肥胖型糖尿病患者宜選用的佳餚。

醋溜紫甘藍的主要用料就是紫甘藍和高麗菜，糖尿病患者可以適當食用。將紫甘藍和高麗菜清洗乾淨，切成細絲，加鹽醃制二十～三十分鐘。取香葉、醋和少量芥末，加入適量清水後一同放入炒鍋內，小火煮五分鐘左右，去渣留汁。醃好的紫甘藍和高麗菜濾去水分，與汁調拌，攪拌均勻後即可食用。

適宜糖尿病患者的猴頭菇燒海參

猴頭菇燒海參不僅味道鮮美，而且能降糖，是一道適合糖尿病患者食用的菜肴，下面看一下它的具體做法。

做菜前先準備猴頭菇三〇〇克，海參二〇〇克，火腿一五〇克，料酒、蔥、薑、鹽適量。將猴頭菇清洗乾淨，切成薄片備用；海參泡發，清洗乾淨後去掉兩端，切成條狀備用。分別將猴頭菇和海參在開水中焯一下，撈出濾乾水分備用。

湯鍋上火，加入雞湯煮開，將猴頭菇片放入雞湯中，燉約五分鐘，將火腿、海參、蔥、薑等一同倒入鍋中，再煮二～三分鐘即可出鍋食用。需要注意的是，在食用海參時，不宜食醋。海參與醋相克，兩者合用，不利身體健康。

茯苓豆腐能降血糖

茯苓具有抗菌利尿的功效，對血液和消化系統也有利。做茯苓豆腐需要準備豆腐四〇〇克，茯苓二十五克，松子仁三十克，胡蘿蔔五十克，香菇二十五克，雞蛋一個，調味品適量。

豆腐切成方塊，香菇、胡蘿蔔清洗乾淨切成薄片，雞蛋只取蛋清並攪拌均勻，備用。豆腐塊切好擺平，分別撒上茯苓粉、鹽，抹一層雞蛋清，將香菇、胡蘿蔔、松仁等擺在豆腐上，上鍋蒸十～十五分鐘關火取出。

最後，在炒鍋內加入水、鹽及料酒，待水開後勾芡，澆在蒸好的豆腐上即可食用。這道菜除了能降血糖，還有減肥的功效，特別適合肥胖型糖尿病患者食用。

墨魚雞塊可預防併發症

墨魚中含有複合糖質，能有效抑制腫瘤生成及生長。墨魚中還富含降低血壓和膽固醇的腺嘌呤衍生物，對糖尿病併發高血壓等病症有良好的預防及輔助治療作用。

做這道菜要準備雞腿三〇〇克，白菜三〇〇克，香菇一五〇克，墨魚二〇〇克，蔥、薑、鹽、料酒等適量。將雞腿清洗乾淨，加入鹽、薑及料酒醃制二十～三十分鐘。白菜、香菇等洗乾淨後切成塊狀，墨魚劃開幾刀後放入沸水中焯一下備用。

炒鍋上火，倒入適量的雞湯，加入蔥、薑、蒜後將雞湯燒開，放入雞腿小火煮約三十分鐘。雞肉熟透後，加入香菇、白菜、墨魚等，繼續小火煮十分鐘左右即可起鍋。如果想將雞肉燉爛，需增加燜煮的時間。這道菜很適合兒童及老年糖尿病患者食用。

燴雙菇具有降糖功效

這裡的「雙菇」指的是蘑菇和香菇，非常適合年老體弱、糖尿病併發高血壓、動脈硬化患者食用，有補氣益胃，降脂、降糖的功效。

製作燴雙菇時要準備蘑菇三〇〇克，香菇八十克，鹽、味精等調味品適量。香菇最好選用乾香菇，這樣泡香菇的水也可以做到菜裡，味更濃，營養更豐富。

把乾香菇放在溫水中浸泡三十～六十分鐘，泡發後清洗乾淨備用。蘑菇清洗乾淨備用。炒鍋上火，待油熱後，將洗好的香菇倒入炒鍋中翻炒，炒出香味後倒入蘑菇，然後將過濾後的泡香菇水倒入鍋中，加入鹽等調味品熬煮。待湯汁漸濃，煮沸後，即可勾芡起鍋。

第三章
運動有助降糖

醫學專家認為，適當的運動可以改善人體內的糖代謝，從而降低血糖，長期持續下去可以減少對降糖藥物的依賴。但是糖尿病患者不宜進行大量或者過激的運動，一定要量力而行。本章介紹了針對糖尿病的運動原則，以及一些運動方式，教各位安全降糖。

一、了解運動降糖的知識

運動降糖的優勢不言而喻，但是運動對糖尿病究竟可以產生怎樣的幫助呢？運動前、運動中、運動後又有哪些注意事項？

運動能維持血糖值正常

人在休息的時候，主要是以脂肪和葡萄糖的燃燒當作肌肉的能量來源，而進行劇烈運動時，肌肉血流增快，微血管擴張及血管張力降低，肌肉中氧的供應量增加。肌肉的能量來源則是以肌糖原和葡萄糖為主。

可見，運動可以使血糖值保持正常，一方面增加葡萄糖的消耗，另一方面，為了滿足人體需求，又促使葡萄糖增加。這一過程可以理解為運動使葡萄糖的產生和利用達到平衡，以保持體內血糖總值不變。在運動的最初，胰島素的分泌會減少，為了確保體內葡萄糖的供應，血循環中的升糖激素則會升高，使肝臟有足夠數量的糖原分散並促使糖質新生，確保肌肉組織中的葡萄糖需要，並使血糖值維持正常。

運動對糖尿病好處多

適當的運動可以幫助糖尿病患者將血糖值保持較為正常的數值，對健康十分有益。運動可以增強糖尿病患者的體力和抵抗力，還可以消除大腦皮質的緊張狀態，對控制糖尿病病情十分有益。當糖尿病患者在運動，心功能指數上升，肺活量增加，可改善和增強呼吸循環系統及內分泌系統功能，有效減少糖尿病併發心血管的發生率。

另外，有很多糖尿病患者的主要致病原因是過於肥胖。這類患者在進行飲食治療的同時更應進行適當的運動，以減輕體重、控制血糖。過胖會降低體內組織細胞對胰島素的敏感性，體重維持正常時，糖尿病患者日常所服用的藥物可減少，且血糖不會出現大幅度上升或下降，一直保持在正常值。當然，體重正常的糖尿病患者也應持續運動，以防止病情惡化。

運動時注意事項

糖尿病患者在運動時應遵循特定的運動原則，並依據患者的年齡、性別、病情輕重、生活環境、興趣愛好等制訂具體的運動計畫。

首先，運動必須持之以恆。糖尿病患者必須長期持續運動才能達到治療目的，除了發生急性病症時要停止運動，其他時間最好不要間斷。

其次，糖尿病患者運動應循序漸進。根據不同病情和體質選擇不同的運動方式後，由慢到快、由少到多，逐漸加大運動強度。

大多數糖尿病患者適宜進行散步、太極拳、體操等強度小、節奏慢、運動後心臟跳動又不會過快的普通有氧運動。需要注意的是，即使是強度小的有氧運動，糖尿病患者也應根據自身情況進行選擇。

從事腦力勞動的糖尿病患者容易患上神經衰弱、偏頭痛等病症，因此應選一些有利於大腦功能的運動，如游泳、爬山等。伴有肥胖的糖尿病患者因其體力、耐力都較差，並且容易發生關節韌帶損傷，因此應選擇一些強度較小、較輕鬆的活動項目，如散步、騎自行車等。

老年糖尿病患者身體素質較差，生理功能減退，所以也應避免選擇強度大的運動項目，最好以步行、太極拳等有氧運動為主，體質較好的老年糖尿病患者可以爬爬山，但要注意運動量不要過大。

選擇最適合自己的運動量

目前來說，評定多少運動量才算合適，國際上通用的方法完全是靠糖尿病患者運動後的個人主觀感覺來決定。

若糖尿病患者在運動後感覺精神飽滿、體力充沛，並且入睡快，醒來後精神狀態良好，則說明運動量是適宜的。適宜的運動量能在稍事休息後，令糖尿病患者有想要繼續運動的欲望，不會感到疲憊不堪，精神不振。如果運動量過大，糖尿病患者會有頭暈眼花、胸悶氣短等感覺，身體非常乏累，甚至晚上無法入睡，在第二日不想再運動。

出現這種狀況時，就應考慮減少運動量，直到感覺身體能適應為止。運動量不足也很好判斷，如果患者在運動後身體無發熱感，或是沒有出汗現象，則可斷定為運動量不足，可適當增加運動量。

運動前的準備工作

糖尿病患者應根據自身病情，制訂適合自己的運動計畫。運動前要先熱身，同時做一些其他的準備工作，以避免在運動中發生意外。

首先，要選擇好運動時所穿的衣服和鞋子。糖尿病患者應穿上寬鬆舒適的運動衣褲和富有彈性的運動鞋，最好再穿一雙吸汗的棉襪。運動前可進行一次血糖監測，如果血糖大於十六・一毫摩爾／升應停止運動，此時強行運動會導致體內代謝紊亂，加重病情。

其次，運動之前最好喝些開水，確保體內水分充足，然後進行幾分鐘的熱身運動之後再開始運動，以避免對身體造成不必要的損傷。

運動中應時刻注意血糖變化

糖尿病患者在運動過程中應密切關注自己的血糖情況，如果發生低血糖症狀，一定要馬上停止運動，進食一些含糖類食物，使體內血糖恢復平衡。

如果想改變運動方式或增加運動量及運動時間，最好每隔十分鐘或者是二十分鐘就測一下血糖，確定自己的身體能否承受活動量及活動時間。一旦血糖值出現異常，就應立即停止該項運動。如果在運動中出現胸悶、頭暈眼花、心跳緩慢、血壓下降等情況，有可能是運動量過大，導致心腦供血不足，要立即停止運動，臥床休息。另外，如果是糖尿病併發心腦血管疾病的患者在運動過程中出現了以上情況，應立即送醫診治。

運動結束後的注意事項

糖尿病患者在運動結束後不要立即停住不動，而要再進行一些恢復運動或整體運動，如做些抬腿、伸臂等伸展練習。如果進行的是跑步運動，則要在跑步之後再步行一段時間，直到身體各項功能差不多恢復到運動之前的狀態。

糖尿病患者運動結束後也應立即自測血糖。因為運動時肌肉要消耗葡萄糖，而運動結束後，肌肉還會從血液中攝取葡萄糖來重新儲備肌糖原。但肌糖原的儲備時間較長，因此導致了很多時候在剛結束運動時，糖尿病患者並沒有出現異常，但幾個小時後卻發生了低血糖。因此，在進行時間超過三十分鐘強度較大的運動後，不管身體有沒有出現低血糖反應，糖尿病患者都應在運動後主動加餐，避免發生延遲性低血糖。

另外，運動後最好能沖個熱水澡，既能促進血液循環，還能使身體功能較快恢復，容易入睡。

有些糖尿病患者不宜運動

並不是所有糖尿病患者都適宜運動，如酮症患者就不宜運動。除了酮症患者，以下幾類糖尿病患者也不適宜運動：

空腹血糖大於十六・一毫摩爾／升，出現嚴重空腹高血糖時不宜運動；血糖忽高忽低波動異常，即高血糖與低血糖頻繁交替出現，這一類糖尿病患者應先查清楚血糖波動的原因，症狀改善後再進行運動；伴有嚴重高血壓、缺血性心臟病的糖尿病患者應停止運動，因為運動會加重心臟負擔，此類糖尿病患者在運動時很有可能誘發心絞痛甚至是心肌梗塞；有足部潰瘍、間歇性跛行、下肢動脈血管閉塞等神經病變的糖尿病患者也不適合運動，日常生活中也應避免增加下肢負擔；糖尿病併發眼病的患者應避免過量或劇烈運動，因為此類糖尿病患者在運動後往往會誘發眼底出血，嚴重的還有可能造成大出血，導致失明。

過度運動應防酮酸中毒

有些糖尿病患者認為只要控制飲食、積極運動就能將血糖控制較理想的數值，於是安排大量運動項目，每天除了吃飯、睡覺、工作，時間全用在運動上。久而久之，不但血糖控制不理想，還有可能引發酮酸中毒。

事實上，很多糖尿病患者平時都會忽略運動的重要性，沒有養成良好的運動習慣，突然進行運動或進行劇烈的運動，會使血糖驟然升高，引發急性併發症，如酮酸中毒。

運動的降糖效果好

運動可促進人體內各組織利用葡萄糖，從而降低血糖和尿糖，並能減少人體胰島素的需求量，減輕胰臟的負擔，是糖尿病患者不可缺少的治療方法之一。

運動時，人體肌肉細胞攝取葡萄糖的能力會增強，肌肉周圍會產生類似胰島素作用的物質，能有效促進細胞對血糖的攝取。由於肌肉的收縮，肌肉周圍還能產生一種載體蛋白，專門轉運葡萄糖，這種載體蛋白能促進葡萄糖分解，即使是體內胰島素含量不足時也不會停止分解。

運動療法正是通過這些機制降低血糖、減少尿糖。現在很多年輕的糖尿病患者主要從事腦力勞動，嚴重缺乏運動，因此，運動顯得尤其重要。長期持續運動可提高人體對胰島素的敏感性，使糖尿病患者減少胰島素及降糖藥物的用量，不僅能控制血糖，還能延緩多種併發症的發生。

不能空腹運動

運動配合嚴格的飲食控制及藥物治療，一般都能將血糖控制在較理想的範圍。但有些糖尿病患者卻在進行運動時出現了一些不良反應，這是為什麼呢？

調查發現，這些患者中大多數都喜歡早晨空腹運動，但空腹是不適宜進行運動的。空腹運動會使糖尿病患者發生低血糖反應，極易導致暈眩或昏迷。特別是女性患者的食量較小，身體攝取的熱量本來就不多，如果再空腹運動，很容易因低血糖而昏倒、昏迷。

發生低血糖反應時，患者會感覺心悸、乏力、出虛汗、手抖，嚴重時還會產生暈眩感，大腦反應開始遲鈍。低血糖一般是由飢餓所引起，不過精神刺激、情緒波動及過度勞累也會引起低血糖。空腹運動會使身體處於過度疲勞狀態，導致身體不適。喜歡晨練的患者應在運動前少量進食，並隨身攜帶一些含糖的食物，避免發生意外。

做家事≠運動

女性糖尿病患者中有一部分是家庭主婦，她們洗衣做飯整天忙碌著，就覺得一整天已經夠累了，而且做家務也算是一種體力勞動，運動能免就免。事實上，這樣的想法並不正確，做家事並不等同於運動。

雖然家事十分繁瑣、勞累，幾乎用盡了這些患者的全部時間，但有專家發現，做家事消耗的熱量其實很少，屬於一種輕體力勞動，並不能達到健身強體、控制血糖的目的，更不能代替運動。另外，糖尿病患者做家事不可過於勞累。適當的家務勞動對身體確實有益，但如果過於繁重，則會使糖尿病患者的精神和體力長期處於疲勞狀態，最後使身體不堪重負，加重病情。

因此，做家事也要適量，不要一直悶在屋子裡忙東忙西，要抽出時間運動，如飯後散散步、早起做個操等。

糖尿病足患者也要適量運動

糖尿病足是糖尿病的併發症之一，是由合併神經病變及各種不同程度末梢血管病變所引起的下肢感染、潰瘍形成及深部組織的破壞。糖尿病足主要分開放性病變和非開放性病變兩種。足部發生潰瘍、感染、壞疽等病症，是開放性病變；而神經病變、血管病變則歸屬於非開放性病變。原則上來講，開放性病變的糖尿病足患者並不適合進行運動。

非開放性病變的糖尿病足患者只要合理安排運動量及運動時間，適當的運動是有益的。糖尿病足患者在運動前首先要選擇舒適、合適的鞋，因糖尿病足經常因病變引發足部畸形，使得足部很容易受到擠壓，不利於病情發展。因此患者在選擇鞋子時，應以不產生壓迫感為宜。適量的運動後，應仔細檢查足部有無紅腫或受壓的痕跡，如果有則說明鞋子不合適，如果發現皮膚發生破損、潰瘍現象，則應立即更換合適的鞋子並到醫院就診。

糖尿病神經病變患者如何運動

糖尿病神經病變是糖尿病常見的併發症之一，症狀特徵為自發性、頑固性劇痛。疼痛可發生在軀體任何神經，常見於富含交感神經纖維的部位，很多時候還伴有明顯的血管自主神經症狀和皮膚營養障礙。

患有糖尿病神經病變的糖尿病患者在運動之前最好先諮詢醫生，讓醫生全面檢查腳、眼睛和心臟的情況，並根據診斷結果安排運動計畫。徵得醫生同意後，糖尿病神經病變患者可以進行低負荷的運動，如游泳。游泳不會對足部、膝蓋等部位形成較大壓力，非常適合肥胖或神經病變患者。

另外，並非只有高強度的運動才能達到較好的效果，像瑜伽等無氧運動，也能使患者享受到運動的樂趣，而且此類運動更適合糖尿病神經病變患者。

糖尿病併發眼疾患者能運動嗎

糖尿病眼部病變也是糖尿病常見的併發症之一。一般有白內障、青光眼及糖尿病視網膜病變三種。併發眼疾後，糖尿病患者經常為視力模糊、看不清東西而苦惱，更是很少進行運動。其實，對於眼疾患者，適當的運動還是十分有必要的。

眼部病變不同程度地損害了糖尿病患者的視力，因此患者在運動時應格外小心，除了要注意避免劇烈運動，還應謹慎選擇活動環境，避免發生碰撞、跌倒。劇烈運動會使糖尿病併發眼疾患者血壓升高，繼而使眼壓上升，增加玻璃體、視網膜出血的危險性，需小心留意。

另外，像舉重、伏地挺身、仰臥起坐等運動，糖尿病併發眼疾患者也不宜進行。這些運動會使胸腹部肌肉持續收縮，靜脈回流受阻，導致眼靜脈壓上升，眼壓容易突然增高。

二、常見的健身降糖法

運動不僅可以防治糖尿病，還可以強身健體。但是很多人沒有時間運動，針對這種現狀，本節提供了一些簡便易學而且不用花費過多時間的運動方式，幫各位隨時隨地運動降糖。

散步最安全

散步是最簡單易行的體育運動項目，適合平時運動時間較少且患有慢性疾患的糖尿病患者，尤其是老年患者。有研究發現，每天散步三十分鐘是治療糖尿病的「良藥」。

輕鬆愉快的散步可以使心跳加快，每天進行三十分鐘，可以強健心臟，增強體力。對糖尿病患者來說，運動能提高肌糖原和血液中葡萄糖的利用率，患者在運動十分鐘左右後，消耗的糖原和葡萄糖會急劇增加，運動時間越長、運動量越大，葡萄糖的利用率也就越大，人體血糖濃度也就降得越快。

糖尿病患者在散步時也應先慢後快，時間從短到長，逐漸增加。最好的方法是將一天的運動合理分配為若干等份進行，如早上先散步五分鐘，中午再散步十分鐘，晚上再將時間增加到二十分鐘。

哪些糖尿病患者適合跑步

跑步是一種方便靈活的運動，已日益成為人們強身健體的主要方式之一。無論是慢跑還是快跑，都比步行和散步強度高，所以糖尿病患者在進行跑步運動時，應適當縮短跑步時間，運動強度也不宜過高。

跑步運動可以鍛鍊心臟、保護心臟，還有促進人體代謝、控制體重、預防動脈硬化等功效。但不同年齡、不同體質的糖尿病患者應採取不同的跑步方法，或快或慢、或長或短要根據自身情況來定。在跑步過程中一定要嚴格掌握運動量，避免在運動中造成損傷。

跑步適合體質較好的中青年糖尿病患者和輕度糖尿病患者，糖尿病併發冠心病、高血壓、高血脂等病症的糖尿病患者則不適宜跑步，應選擇強度較小的步行運動。

游泳適合糖尿病患者

游泳是很多糖尿病患者首選的運動項目，可增強人體神經系統功能，改善血液循環，增強體力，改善關節狀況，還能改善胰島素阻抗，對糖尿病有良好的治療效果。

游泳是減肥的「良方」，肥胖型糖尿病患者最適合游泳，既能保持血糖平穩，又可減輕體重。經常游泳的人不僅精力充沛，還能增強心肺功能，降低體脂。當水沒至人體腰部，身體只需承受體重的五〇％；當水沒至頸部，則只需承受體重的一〇％。此時，身體各個關節、肌肉和其他組織結構受到的重力震盪幾乎為〇，對於膝、足關節有問題的糖尿病患者來說，游泳是一項理想的運動。

適合老年患者的健身操

輕叩牙齒也健身。糖尿病患者經常叩齒可使牙齒變得堅固，並能促使唾液分泌，預防牙疾，幫助消化，有治療牙齦炎、消化不良等病症的作用。具體做法是：每天起床後，閉口叩臼齒三十下左右，再叩門齒三十下左右，再叩犬齒約三十下，待所有牙齒都叩一遍後，最後用舌頭輕舔牙周五圈即可。需要注意的是，口腔糜爛、牙齦膿腫的患者不宜進行叩齒操，應等疾患痊癒後再進行。

推拉操。推拉操可調理胃腸功能，能有效防治消化系統疾病及心血管系統疾病。有高血壓、動脈硬化等隱患的糖尿病患者最適合練習此操。練習此操時，應採取坐姿。坐於床上，雙腿併攏足尖朝上伸直，雙臂伸直，掌心朝向雙腳的方向做推的動作。一邊推，上身一邊向前俯，同時呼氣，手掌推不動時，再向回拉，同時吸氣。此操每天早晚各做一次，每次推拉四十次左右為宜。

不要小看拍手運動

簡單的拍手動作也能治療糖尿病。因為手上有很多穴位，拍手時，就會振動這些穴位，通過指尖，將寒氣及濁氣排出體外，達到防病治病的效果。

另外，拍手還可以提高人體免疫力，提升體內陽剛之氣，使人胃口大開，心曠神怡。研究發現，糖尿病患者持續拍手一段時間，在飲食控制的基礎上，血糖值就會逐漸恢復正常。

拍手有很多種方法，最基本的就是兩手展開，手掌對手掌，手指對手指，用力拍擊。需要注意的是，如果想用拍手這樣簡單的動作治療疾病，一定要在拍手的過程中使出最大的力氣，這樣刺激才夠大，才能起到強身健體、降低血糖的目的。

常踢毽子能降糖

踢毽子距今已經有兩千多年的歷史，是一項簡便易行、運動量適中的體育活動。踢毽子可以運動到腿部及腳部，且運動量不大，十分適合糖尿病患者。

糖尿病患者很容易因為運動不足而導致微循環、血管問題，引發糖尿病足及下肢萎縮，嚴重影響生活品質。

踢毽子可以鍛鍊下肢，令下肢肌肉的協調能力逐漸變強，增加肌肉及相應關節的柔韌性。踢毽子運動可以一個人單獨進行，也可以幾個人一起進行，在一踢一跳間，不僅鍛鍊了腿部肌肉，還能使身心感到愉悅。如果是幾個人一起踢毽子，當接住毽子，心情暢快；當毽子落地，大家心中譁然，完全調動著大家高昂的情緒，在運動的同時還能調節心態。

赤腳走路可預防併發症

有關專家經多年研究發現，赤腳走路能使雙腳強健有力，足弓更富有彈性。與穿鞋者相比較，赤腳者腳部受傷的機率明顯較穿鞋者小，而且也很少發生摔跤、跌撞。

專家說，赤腳走路時，地面的砂粒物體會對腳底產生良性刺激，使腳底變得越來越敏感，神經末梢也會變得越來越靈敏，對外部因素能快速產生應對反應，減少腳部傷害。而鞋子會使人的足弓變得塌陷、彈性減弱、靈敏度降低，走路時很容易被障礙物絆倒。

另外，赤腳走路還能在腳與地面接觸時，由腳底排出人體內的廢氣、病氣，有益身體健康。糖尿病患者體內病氣、廢氣更多，如果能長時間持續赤腳走路，不僅能鍛鍊到小腿肌肉，改善血液循環，預防微血管病變及糖尿病足，還能排解體內的病氣，對身體十分有益。

爬行運動對糖尿病患者有益

學動物四肢著地爬著走，對糖尿病患者十分有好處。尤其是患有糖尿病併發心腦血管疾病及併發高血壓的患者，四肢著地爬著走，不僅能改善血液循環，還能降低血壓，對防治心腦血管疾病及高血壓十分有效。

大量事實證明，人們患上高血壓的原因之一，就是直立行走。因為直立行走會使全身血管加速收縮，使血壓上升，這樣就不能確保全身各部位的供血，久而久之誘發了高血壓。而糖尿病患者最易出現的併發症也是高血壓。四肢著地爬行，則可有效預防及調節高血壓，使糖尿病併發高血壓患者的血壓慢慢變得平穩，不再為併發症苦惱。

如果覺得爬行運動有些不雅，也可以試著每天晚上睡覺前將腳抬高於頭部，這樣做能使腳及腿部的血液流回心臟及肺部，有效改善血液循環系統。

爬樓梯也降糖

現代人一般居住在高樓大廈中，面對一層層的樓梯，很多人都會選擇乘坐快速又省力的電梯。事實上，爬樓梯是一項非常實用且強身健體的有氧運動。

經常爬樓梯可增強心肺功能，使體內血液流通順暢，還能改善微血管循環系統，預防及治療糖尿病血管病變。對於肥胖型糖尿病患者來說，爬樓梯不僅可以幫助平穩血糖，還有減肥的效果。爬樓梯會消耗大量脂肪，相同時間內，爬樓梯所消耗的熱量基本與登山時所消耗的熱量一樣。另外，爬樓梯還能使人身心放鬆，令神經系統處於休息狀態，利於患者保持良好的睡眠品質。

爬樓梯時，糖尿病患者要量力而行。尤其是有心肺疾病的患者，開始爬樓梯時，應緩慢勻速，且時間不應太長。等經過一段時間的適應後，再逐漸增強爬樓梯的速度及時間。

打太極拳可降糖

研究發現，持續練太極拳的糖尿病患者比不練太極拳的患者，空腹血糖、餐後血糖值明顯要低，而且發生併發症的機率也低。

太極拳運動要求運動者思想專注，並強調呼吸協調，這些正適合糖尿病患者養生保健。呼吸均勻和思想專注時，容易排出人體內毒素，因此，太極拳對控制糖尿病患者的血糖很有幫助。尤其是對於胰島素阻抗較嚴重的肥胖二型糖尿病患者，太極拳多種多樣的動作形式，能有效減輕胰島素阻抗，改善胰島功能，提高胰島素的敏感性和反應性。初學太極拳的糖尿病患者應早晚各做兩遍，每做完一遍後休息三分鐘，然後再繼續做第二遍。

跳繩運動治糖尿病

人在跳繩的時候，雙腿、雙腳會不停彈跳，充分鍛鍊到下肢肌肉，預防下肢萎縮及糖尿病足。雙腿彈跳的同時，雙手也在不停掄動，使手中的繩子飛舞起來，這時，也會利用到雙臂的肌肉，使呼吸加深，全身上下都處在一種興奮狀態。而且跳繩還可以刺激體內胰島素分泌，不僅可以預防糖尿病，對已患有糖尿病的患者也有一定的治療效果。

需要注意的是，進行跳繩運動的時候，一定要選擇質地柔軟、較輕盈的鞋，以防鞋子過硬而傷到雙腳。最好在草坪或者較軟的泥土地上進行跳繩運動，過硬的水泥地可能會損傷關節，並使人感到頭暈。

第四章

心理與糖尿病密切相關

科學調查表明，糖尿病患者的憂鬱情緒會影響治療，甚至讓病情惡化。由此可見，治療糖尿病時，心理治療必不可少。所以，本章將分析心理對血糖的影響及心理治療的必要性。除此之外，還介紹了一些實用的怡情養志方法，讓各位一邊降糖，一邊陶冶情操。

一、不良心理影響血糖值

喜、怒、哀、思、悲、恐、驚都會對糖尿病患者的治療產生影響。可是，很多人都不了解心理治療的重要性。所以，本節將講述糖尿病患者調節情緒的必要性。

糖尿病患者的心理教育

糖尿病是生活中最常見的慢性病之一，其本身並不可怕，但因沒辦法徹底治癒且需要終身服藥治療，所以，很多糖尿病患者當得知自身病情時，難免會產生嚴重的心理負擔。心理壓力過重，使得這些糖尿病患者整日哀聲嘆氣，對疾病聽之任之，導致血糖無法控制，並引發各種併發症，生活品質嚴重下降。

因此，普及糖尿病知識，開展糖尿病健康教育是很有必要的。糖尿病患者只有在心理上戰勝疾病，才能在日常生活中積極面對疾病，積極進行治療。

另外，態度消極的糖尿病患者應進行自我心理治療，早日走出糖尿病的陰影，積極面對病魔，樂觀自信的生活。

消除拒絕心理很重要

多數人被診斷患糖尿病時，都不願接受這個事實。在糖尿病患者中，這種否認態度十分普遍，一般情況下，經過醫生的講解和較長時間的心情沉澱，大多數患者都能調整好心態，正確面對疾病，積極配合醫生治療。但仍有一小部分患者始終不願接受這個事實，尤其是病情較嚴重的患者。

糖尿病是終身的慢性疾病，如果不積極配合醫生治療，很可能導致其他併發症發生，這樣的認知使這部分患者無法正確對待糖尿病。這種拒絕態度很危險，十分不利於改善病情及健康管理。糖尿病患者應定期測血糖，這是一件令部分患者煩躁的事情，長時間煩躁地進行此類事情，會增加患者的憂鬱情緒。這種消極情緒堆積到一定程度便會引起患者反感，使他們拒絕檢測血糖，從而延誤了治療。

心理疏導要及時

糖尿病患者在患病初期，往往不能接受這一事實，認為自己無非就是血糖高點，甚至直接懷疑醫生診斷有誤，拒絕接受治療，導致病情因無法得到很好的控制而進一步惡化。這些都是糖尿病患者有可能出現的心理特徵，當病患出現這些心理特徵，家屬和醫生應及時對其進行心理疏導，以幫助促進疾病的康復。

家屬和醫生應先幫助患者建立信心和希望，耐心仔細地對其講解有關糖尿病的知識、高血糖的危害性和不及時治療可能發生的併發症等，幫助患者認識疾病的發生、發展過程，使其克服對疾病的懷疑、拒絕及滿不在乎的心理。

家屬和醫生還應耐心聆聽患者的傾訴，支援和鼓勵他們，幫助他們制定生活作息表，勸其積極運動，以轉移消極心境。

心理治療注意事項

糖尿病本身並不可怕，併發症才是造成患者死亡的主要原因。要預防糖尿病併發症的發生，患者應先了解自己的健康狀況，調整好心態，掌握自己所患的糖尿病類型、病變程度及是否已患有併發症等。

患者應細心觀察自己的身體情況，最好準備一個記事本，記錄平時的生活習慣和進食後的血糖值，如吃什麼會使血糖升高、吃什麼則沒有變化等，學會自己測血糖，並做好記錄，以方便醫生問診和治療。在進行心理治療之前，患者應認真學習糖尿病科普知識，從根本上認識糖尿病，並明確治療目標。

糖尿病患者一旦發現自己身體或情緒異常現象，應及時尋求醫生的幫助，並記住自己正在服用降糖藥的種類和服用劑量，以便醫生更好地了解自己的真實治療情況。

幫助患者樹立正確疾病觀

每個人患病後的心態都大不相同，尤其是在面對糖尿病這樣的慢性終身性疾病，更會呈現出各種各樣的心理情緒。到底該如何正確看待糖尿病呢？

有些人覺得糖尿病沒什麼可怕，就像患了感冒、發燒一樣，只要經過治療便會痊癒。因此，這些人在得知自己患了糖尿病後不以為然，抱著過分樂觀的態度。相對於這類人的過分樂觀，有些人則正好相反，他們表現得異常消極，認為糖尿病根本無法根治，便自暴自棄，整日鬱鬱寡歡，使自己處在憂鬱、緊張、煩躁的情緒中。

其實，過分樂觀和異常悲觀都是錯的。糖尿病是由多種因素誘發而成，是以糖、蛋白質、脂肪代謝紊亂為特徵的全身代謝性疾病，它需要定期監測，終身治療。非正規且間斷性的治療是無益的，不積極治療對病情控制更是不利。因此，正確認識糖尿病，了解自己的病情，積極主動地進行有效治療，對糖尿病患者十分必要。

小心這些心理誤區

有些被確診為糖尿病的患者症狀表現比較輕微，甚至在日常生活中並沒有明顯的症狀，這使得這些患者很容易對診斷結果產生懷疑。他們覺得自己沒什麼不舒服的感覺，於是便懷疑是否是醫生誤診。

尤其是兒童糖尿病患者的父母，更容易產生這種心理。兒童多調皮好動，就算偶爾產生不適感，父母也不願接受自己的孩子患上糖尿病的事實。很多父母甚至帶著孩子穿梭在多個醫院進行檢查，就是希望能夠證實是誤診。

父母這樣的不良情緒很可能會影響患兒，使其感到不安和恐懼，導致病情加重。對此，醫生應要求患者和家屬認同對疾病的診斷，然後採取積極的措施和對策進行治療，不要鑽牛角尖，走進心理誤區，延誤疾病的治療。

什麼是憂鬱情緒

糖尿病患者的憂鬱情緒很可能會進入一個惡性循環的狀態中，表現為每天過得都很沮喪，無精打采，愈發覺得生活沒有希望，也不積極配合治療，使得病情更加嚴重，心情更加憂鬱。有些糖尿病患者也想積極治療疾病，但就是不能擺脫憂鬱情緒帶來的煩惱，這就需要患者的家人和朋友多加注意，多與其溝通，幫助其擺脫憂鬱情緒帶來的困擾。

糖尿病患者憂鬱情緒最主要的表現是突然對以前感興趣的事情失去了興趣，整日鬱鬱寡歡，對什麼事都提不起精神。其次，睡眠規律也會發生變化，出現失眠或者經常嗜睡，不管白天還是晚上，總是想睡。患者每天精神都很疲倦，精力難以集中，總是感到焦慮不安，早晨剛起時比平時更容易情緒低落。嚴重者，還會出現厭世、自殺的情況。

以上症狀，在糖尿病患者身上體現得越多，說明其憂鬱情緒越嚴重，因此，患者應及早接受心理治療，早日恢復正常的精神面貌。

情緒對食療效果的影響

科學合理的飲食習慣能控制糖尿病患者病情的發展，對於病情較輕的患者來說，食療甚至比藥物控制病情還要有效。良好的飲食習慣還可以扶正祛邪、保其正氣，提高自身免疫功能，增強抗病能力和預防糖尿病併發症發生的機率。但有時不良情緒也會影響食療的效果。

愉快的飲食情緒與營養同樣重要。在情緒舒暢時進餐，會使體內各種消化液分泌增加，不僅有助食物的消化與吸收，還有利於體內血糖的穩定。若心情不暢，食物就會嚼之無味，食欲明顯下降，這是因為不良情緒會抑制攝食中樞，而波動的情緒會引起交感神經興奮，促使糖原分解，以致體內血糖升高，對糖尿病患者不利。

恐懼對病情不利

有些糖尿病患者認為糖尿病是不治之症，一旦患病便會痛苦一生，因此，在得知自己患了糖尿病後感到十分恐懼。特別是在得知糖尿病危重急症的危害後更加恐懼，甚至惶惶不可終日。殊不知，這種恐懼心理只會加重病情。

其實，糖尿病患者的這些恐懼感是可以消除的。在發現患者對疾病有恐懼心理後，家人和朋友應先詢問患者產生恐懼的原因，並給患者充分講解糖尿病的知識，告訴他們只要進行多方面的綜合治療，完全可以控制病情，避免或延緩急、慢性併發症的發生。

同時，還要告訴糖尿病患者，精神因素也會加重病情，只有解除精神恐懼，再配合藥物等療法治療，才能使其獲得最大限度的身心康復，和正常人一樣生活。

生氣損害健康

有研究表明，人越常生氣，就越容易發胖。這是因為生氣會促使身體內一種壓力激素分泌增加，這種激素能引起肥胖。而肥胖正是導致糖尿病發生的原因之一。除了肥胖，生氣還會對糖尿病患者的健康造成其他損害。

經常生氣會導致面部長色斑。生氣時，血液大量湧向頭部，因此血液中的氧氣會減少，毒素增多。而毒素會刺激毛囊，引起毛囊周圍程度不等的炎症，從而出現色斑問題。這對愛美的女性糖尿病患者十分不利。

生氣會使腦細胞衰老加速。生氣時，大量血液湧向大腦，會使腦血管的壓力增加。這時血液中含有的毒素最多，氧氣最少，對腦細胞不啻是一劑「毒藥」。

生氣會使心肌缺氧。生氣時，大量血液沖向大腦和面部，使供應心臟的血液減少而造成心肌缺氧。心臟為了滿足身體需要，只好加倍工作，於是心跳更加不規律，對健康非常不益。

生氣會損傷免疫系統。生氣時，大腦會命令身體製造一種由膽固醇轉化而來的皮質固醇物質，這種物質如果在體內累積過多，就會阻礙免疫細胞的運作，降低身體抵抗力。長此以往，就可能引起糖尿病患者體內胰島β細胞的功能障礙，使胰島素分泌不足的情況進一步惡化，加重病情。

另外，人在緊張時，大腦皮質會分泌一種叫做緩激肽的物質，這種物質可促糖尿病患者血糖升高，它可能也是二型糖尿病的誘因之一。

二、日常生活中的情志降糖法

了解不良情緒對糖尿病患者的嚴重影響後，很多人都會問究竟該如何怡情養志呢？本節挑選了多種實用方法，養花種草、音樂書畫等，都是輔療糖尿病的妙招。

冥想

冥想一詞來源於梵文，古代翻譯為「禪」的意思。冥想訓練即禪的訓練，是一種聚精會神的感知狀態。冥想是一種較好的放鬆方式，糖尿病患者在進行冥想訓練時可釋放自己的壓力，對其消除不良情緒有很好的效果。

定期持續冥想訓練，可降低糖尿病患者的血糖、血壓，還能使其腦電波處於相對放鬆的狀態，間接減少不良身體反應。經常處於不良情緒中的糖尿病患者，持續冥想訓練是十分有益的，它可以讓患者從心理上減輕對疾病的恐懼及生活中的種種壓力，做到身心放鬆，血糖也能在飲食和運動中慢慢降下來，維持在正常範圍內。

妊娠糖尿病患者的情緒調節

一般情況下，妊娠糖尿病患者的心理壓力會很大，情緒波動也較大，她們經常會擔心自己的疾病影響到胎兒的健康，因此，很容易出現憂鬱、焦慮等情緒或心理問題。

妊娠糖尿病患者最常見的表現是情緒低落，不喜歡與人交往，遇事愛發火，而且看問題較悲觀。這時，家人和朋友一定要多關心她們，及時對其進行心理疏導。家人應先幫助妊娠糖尿病患者積極控制病情，將其體內血糖控制在理想範圍內。想辦法轉移她們的注意力，使其不要過多地考慮病情，應勸其多參加社區活動，多運動。

妊娠糖尿病患者應從正規管道獲取更多糖尿病相關知識，了解如何做，對胎兒的影響較小。一般情況下，如妊娠糖尿病患者治療得當，是有可能使胎兒不受太大影響，健康出生。

別恐懼手術治療

很多老年糖尿病患者都飽受糖尿病併發症的侵害，而併發眼疾、病足等嚴重併發症，則必須要接受手術治療才能達到較好的治療效果。但在胰島素問世之前，外科手術常常會使糖尿病患者病情惡化，創面感染，甚至導致患者因酮酸中毒而死亡。

其實，糖尿病手術治療並不可怕，只是因糖尿病患者本身體質較差，身體抵抗力低，手術耐受性差，使得他們手術後很容易引發感染。另外，手術麻醉本身也會刺激體內升糖激素分泌增加，如升糖素、糖皮質激素、兒茶酚胺等激素，使體內血糖升高，加重病情。但有些糖尿病併發症則必須接受手術治療，否則將會危及生命安全，如突然發生胃穿孔情況時，就應立即施行手術治療。

為了能順利對糖尿病併發症進行手術治療，糖尿病患者在準備手術的過程中，應積極治療糖尿病，控制好體內血糖。

養花種草調情緒

在庭院裡養些花草，不僅能美化環境，還能為自己找些事做，轉移部分注意力，使心情變得輕鬆、愉悅。尤其是對情緒波動較大的糖尿病患者，更宜使用「園藝療法」來調節不良的心理狀態。

養花種草能給身心健康帶來不少幫助和好處，有些效果甚至連藥物治療都無法企及。患者可與喜愛花草的朋友們一起談談心，互相講講護理花草的心得，經常幫花草施肥、澆水，這不僅對改善不良情緒有療效，還是一種十分健康的養生之道。

調節情緒的同時，養花種草還能降低糖尿病患者的血糖和血壓，有利控制和治療病情。另外，花草除可作觀賞之用，有的還可起到藥理保健作用，對患者十分有益。

仙人掌可舒筋活血、滋補健胃，對動脈硬化、糖尿病、癌症等疾病有一定的藥理作用。百合花花種高雅，莖和花除食用外，入藥可潤肺、鎮咳、平驚。患有肺結核的老年糖尿病患者可種百合花，輔助治療疾病；金銀花、旱菊花可沖花泡飲，有消熱解毒、平肝明目、降壓清腦之效；人參一年可觀賞春、夏、秋三季，根、葉、花、種子皆可入藥，對強身壯體、調理機能有神奇的效果。

花草除了能作藥用，有些還有淨化空氣的作用，如吊蘭能淨化空中的揮發性氣體，同時，還能吸收一氧化碳和甲醛；虎皮蘭能吸收氮氧化物和甲烷氣體；蘆薈能吸收一立方公尺空氣中所含的大部分甲醛。糖尿病患者不妨在家裡養些花草，既陶冶了情操，又能改善環境，提高生活品質。

書畫寄情心情好

「書」指書法，「畫」指繪畫。借書畫在生活中尋找情趣，保持對社會、對生活的興趣。清代康熙皇帝認為「寬懷只有數行字」，意為在書寫「數行字」的過程中可達到「寬懷」健身的效果。

由此可見，練習書法、繪畫是一種高雅的藝術活動，能調節糖尿病患者的心理，培養愉快的情緒和豁達的胸懷。練習書法時，會使人高度集中精神，心無雜念，此時，一個人的心情和思想都融入文字的意境美中，從而感到身心愉悅，性情也得到了陶冶。實踐證明，習書身性具養，內外兼修，它是患者超然物外的修煉和提高心智的活動，也是祛浮躁、育靜氣的最佳途徑。

老年糖尿病患者很可能伴有多種併發症，當一些體育運動已不適合進行，不妨提起筆來，通過作畫來調節身心。這種全神貫注、怡情暢懷、手腦並用的輕微動作，對中老年糖尿病患者的健康頗有好處。

音樂降糖法調節情志

音樂也是可以治病的。中國宋金時代著名醫學家張子和曾在《儒門事親・卷三》中指出，「好藥者，與之笙笛不輟」，意思是用笙笛一類的樂器給人演奏，是一種很好的藥。音樂降糖法是一種以音樂藝術為基礎來進行心理調適的療法。置身於音樂中時，隨著音樂節奏與旋律的變化，情緒也會發生波動。一曲節奏明快、悅耳動聽的樂曲會使人忘卻憂愁，使體內神經體液系統處在最佳狀態，從而達到調和內外、協調氣血運行的效果。

心理、社會因素是導致糖尿病患者病情加重的重要因素之一，而多數糖尿病患者也存在各種情緒異常的現象，如緊張、憂鬱、煩躁等不良情緒。音樂療法利用音樂能引起人身心變化的藝術魅力，充分發揮其怡神養性、以情制情的作用，從而改善糖尿病患者的情緒障礙，達到降低血糖的目的。

通常醫生會建議糖尿病患者聽一些平穩、抒情、優美的音樂。這類音樂能消除患者的精神緊張感，起到鎮靜、催眠的作用，還能消除煩躁不安感，對心血管系統有良好的保健作用。

讀書可修身養性

讀書可修身養性，延年益壽，是養生治病的重要方法之一。中國西漢文學家劉向曾說過：「書猶藥也，善讀之可以醫愚。」由此可見，讀書不僅能使人獲得豐富的知識，還有「治病救人」的奇效。

讀書時要用到腦，而大腦只有通過運動，才能延緩其老化，使人達到健康長壽的目的。因此，糖尿病患者應經常讀書，勤於思維、善動腦筋，使身體各器官處於健康的狀態中，這不僅對預防糖尿病併發症的發生有很好的作用，還可起到修身養性的作用。

目前，讀書養生在世界醫學界已達成共識。在德國，還專門設立了患者圖書館。醫生會診斷後為患者開出處方，這個處方不是藥物，而是某一本書。多讀書可以找到生命的支撐點，有助於樹立一個高尚的人生目標。人生有了目標，生活才不會渾渾噩噩，才不會陷入病痛情緒之中，整日悶悶不樂。

第五章
理療器具幫助降血糖

中醫理療的療效是有目共睹的，但是糖尿病患者很少有人會想到用理療來進行防治和輔療。所以，本章推薦了多種理療方式，幫助各位安全控制糖尿病，尤其仔細講述了按摩降糖的方法。

一、中醫按摩降血糖

按摩不僅具有益氣健身、活血化瘀的作用，只要按對穴位還可以輔療難纏的糖尿病、防治其併發症。專家表示，按摩可以加速人體內的糖利用，降低血糖。因此，本節為各位介紹了多種按摩降糖的方式。

中醫治療糖尿病

中醫治療糖尿病，一般以健脾益氣、活血化瘀、疏肝解鬱、益氣養陰為主，還提出了從臟腑辨證和陰陽氣血施治的方法，充分體現了中醫的辨證論治。中醫把糖尿病稱為消渴症，分為前期、發病期與併發症期三期。

糖尿病前期常見證候主要有陰虛肝旺、陰虛陽亢、氣陰兩虛三種。發病期常見證候主要有陰虛燥熱、胃腸結熱、肺胃實熱、濕熱內蘊、肝鬱化火、痰熱化火六種。併發症期常見證候有濕熱痰鬱、痰結經脈，表現為氣陰繼續耗傷，經絡得不到濡養，從而使皮、肌、脈、筋、骨、五臟、六腑、手足、眼等組織器官發生病變。

對各期出現的證候，中醫均可辨證論治，具體治療原則如下。

⑴肺胃燥熱型：常見症狀為煩渴多飲、消穀善飢，伴有排尿頻且量多，尿色渾黃，身形漸瘦，舌紅少苔，脈滑數等症狀。宜清熱潤燥、生津止渴。

⑵腸燥津傷型：常見症狀為多食易飢，口渴多飲，大便燥急，舌紅少津，脈實有力。宜清胃瀉火，養陰增液。

⑶脾胃氣虛型：常見症狀為口渴多飲，多食與便溏並見；或飲食減少，精神不振，四肢乏力，舌味清淡、苔白而乾，脈細弱無力。

⑷肝腎陰虛型：常見症狀為尿頻且量多，渾濁如脂膏，腰膝酸軟無力，頭昏耳鳴，皮膚乾燥，全身搔癢，舌紅少苔，脈細數。

⑸陰陽兩虧型：常見症狀為排尿頻繁，渾濁如膏，手足心熱，咽乾舌燥，脈沉細無力。宜陰陽雙補，生津止渴。

自我按摩可輔助治療糖尿病

糖尿病患者因病情程度不同，按摩的作用也不太一樣。調查發現，按摩對輕型糖尿病患者能起到較好的治療效果，但對於中、重型患者，僅可以起到一個輔助作用，只能改善糖尿病併發症的一些症狀，主要治療還是應採取藥物及飲食控制。

作為輔助治療的方法，按摩可以增加胰島素的分泌，加速糖的利用，降低糖的吸收，還可以調整患者的中樞系統，使糖代謝逐漸正常，改善微循環，防治併發症。

按摩之前，糖尿病患者應先鍛鍊自己的身體，尤其是手指，這樣才能使手勁變大，準確有力地按摩目標穴位，以達到按摩的效果。需要注意的是，糖尿病患者一定要持續按摩，千萬不能三天打魚，兩天曬網，以免前期的按摩失去原本的效果。

糖尿病患者經常進行自我按摩可有效控制血糖，緩解病情。患者雙手緊貼在腹部，手指由胸骨慢慢往下推至中極穴，推的過程中要用力，堅持二分鐘即可；將手掌的掌根放在腰側，然後用力往另一側腰側推去，推過去之後收掌，改用手指指腹接觸腰側，摩擦退回原處。來回推擦二分鐘即可。

治療糖尿病常用的按摩穴位

睛明穴。此穴位於面部，目內眥角稍上方凹陷處。

攢竹穴。此穴位於面部，當眉頭陷中。眶上切跡處。

迎香穴。此穴位於面部，在鼻翼旁開一公分皺紋中。

風池穴。此穴位於頸部，胸鎖乳突肌與斜方肌上端之間的凹陷處。

脾俞穴。此穴位於身體背部，當第十一胸椎棘突下，左右旁開二指寬處。

胃俞穴。此穴位於身體背部，當第十二胸椎棘突下，左右旁開二指寬處。

三焦俞穴。此穴位於身體腰部，當第一腰椎棘突下，左右旁開二指寬處。

腎俞穴。此穴位於身體腰部，當第二腰椎棘突下，左右旁開二指寬處。

神闕穴。此穴位於身體腹中部，肚臍中央。

血海穴。此穴位於大腿內側，髕底內側往上二寸，當股四頭肌內側的隆起處。

陰陵泉穴。此穴位於小腿內側，當脛骨內側髁後下方的凹陷處。

地機穴。此穴位於小腿內側，當內踝尖與陰陵泉穴的連線上，在陰陵泉穴的下三寸處。

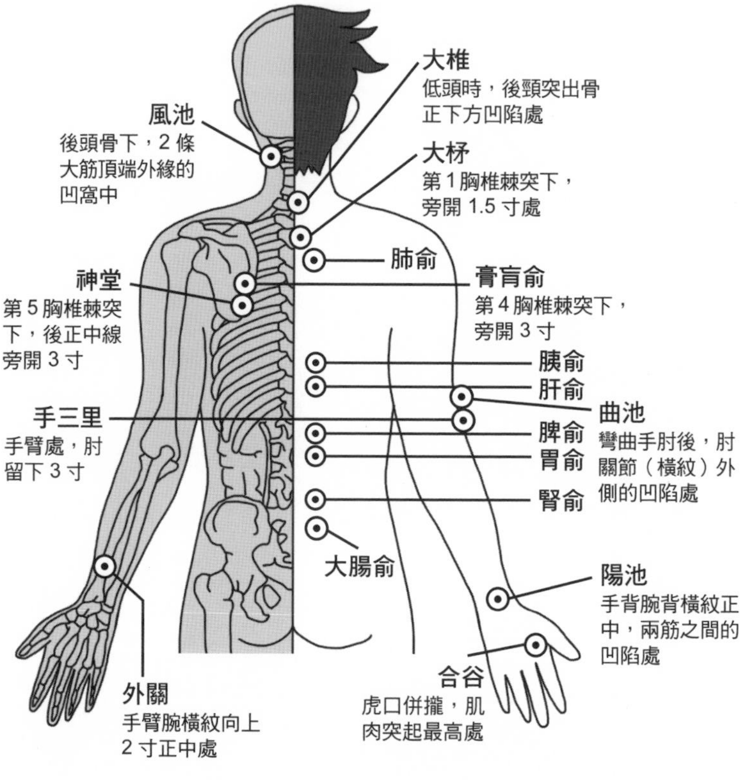
大椎
低頭時，後頸突出骨
正下方凹陷處
風池
後頭骨下，2 條
大筋頂端外緣的
凹窩中
大杼
第 1 胸椎棘突下，
旁開 1.5 寸處
肺俞
神堂
第 5 胸椎棘突
下，後正中線
旁開 3 寸
膏肓俞
第 4 胸椎棘突下，
旁開 3 寸
胰俞
肝俞
曲池
彎曲手肘後，肘
關節（橫紋）外
側的凹陷處
手三里
手臂處，肘
留下 3 寸
脾俞
胃俞
腎俞
大腸俞
陽池
手背腕背橫紋正
中，兩筋之間的
凹陷處
合谷
虎口併攏，肌
肉突起最高處
外關
手臂腕橫紋向上
2 寸正中處

三陰交穴。此穴位於小腿內側，當足內踝尖上三寸，脛骨內側偏後方。

太溪穴。此穴位於足部內側，內踝後方，當內踝尖與跟腱處的凹陷處。

湧泉穴。此穴位於足底部，屈足時足底前部凹陷處。

指壓療法降血糖

指壓療法操作簡單，療效顯著，能使體內邪氣通過經絡排出體外，協調臟腑功能，達到降低血糖、治療糖尿病的目的。常見的指壓降糖法有：

取俞點、大椎、尺澤等穴。先用大拇指同時按壓糖尿病患者兩側的胰俞穴，繼而再加按大椎和尺澤兩穴。每次按壓十分鐘左右，每天三次。需要注意的

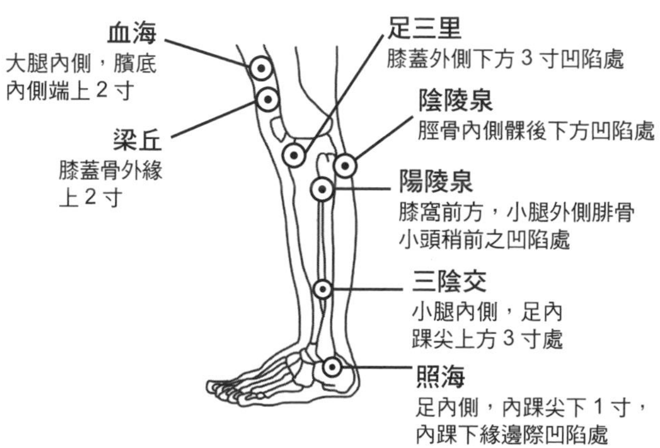
血海
大腿內側，臏底內側端上 2 寸
梁丘
膝蓋骨外緣上 2 寸
足三里
膝蓋外側下方 3 寸凹陷處
陰陵泉
脛骨內側髁後下方凹陷處
陽陵泉
膝窩前方，小腿外側腓骨小頭稍前之凹陷處
三陰交
小腿內側，足內踝尖上方 3 寸處
照海
足內側，內踝尖下 1 寸，內踝下緣邊際凹陷處

是，如果糖尿病患者尿頻、量多的症狀並不嚴重，大椎和尺澤穴可不按壓。

另取曲池、脾俞、陽陵泉、陰陵泉、足三里、三陰交等穴。指壓或按揉糖尿病患者的曲池、脾俞、陽陵泉、陰陵泉、足三里、三陰交穴，每穴一～二分鐘，每日一～二次。

按摩療法降血糖

按摩療法是通過按摩手法循經取穴，在患者體表特定部位和穴位上施加刺激，通過經絡的傳導，調節經絡和臟腑功能，以達到治療疾病的目的。按摩可改善機體的功能，對糖尿病、高血壓病、膽囊炎、偏癱等疾病都有一定治療作用。

取陽池、脾俞、腎俞、三陰交、照海等穴。俯臥，按摩者站於患者體側，先以拇指腹揉按（壓），再以手指叩擊上述穴位。每次操作二十分鐘左右。按摩結束後，再用降糖散敷臍，每日治療或換藥一次。

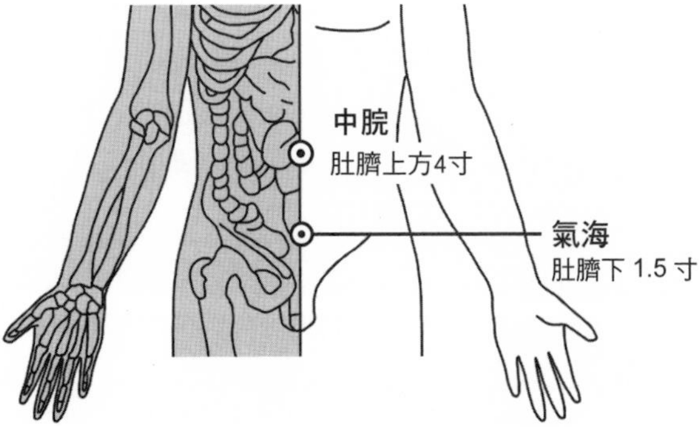

取肺俞、胃俞、手三里、足三里、三陰交、腎俞、氣海、中脘、合谷、內關、外關等穴。按摩者按揉糖尿病患者的肺俞、胃俞、手三里、足三里、三陰交等穴各三分鐘；揉、擦腎俞三分鐘；揉氣海三分鐘；摩中脘三分鐘；拿合谷、內關、外關各三十次。每日或隔日按摩一次，十五次為一個療程。

取胰俞、內關、足三里、手三里、湧泉等穴及腹部、背部進行按摩。按摩者點揉糖尿病患者的背腧穴（即後正中線旁開一・五寸處，包含肺俞、胃俞、胰俞等左右各十二穴，共二十四穴），握拳從大椎穴處沿脊柱兩旁自上而下做揉撚動作。在第八胸椎棘突旁內胰俞穴處，要重點揉撚。反覆數遍，約三分鐘，以患者有發熱感為宜。搓背，以手背代掌在同側背部搓擦，待發熱後交換另一手，交替進行約二分鐘。

摩腹，用手掌在腹部輕輕撫摩，按逆時針方向進行，尤其在關元、氣海穴重點撫摩，按摩一〇〇～二〇〇次即可。點揉，點揉內關、足三里、手三里穴，各一分鐘。搓擦湧泉，雙手摩擦

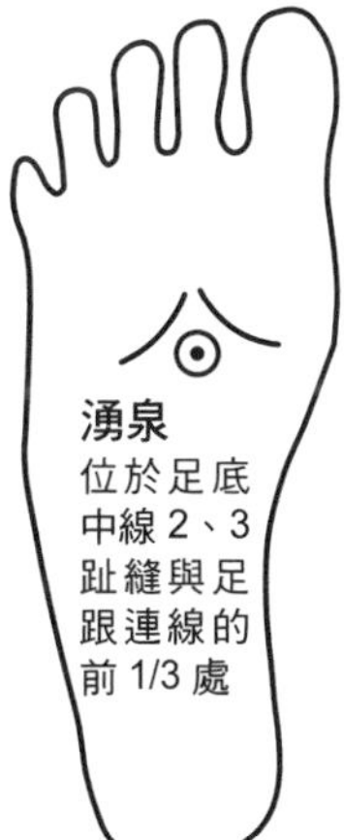
湧泉
位於足底中線 2、3 趾縫與足跟連線的前 1/3 處

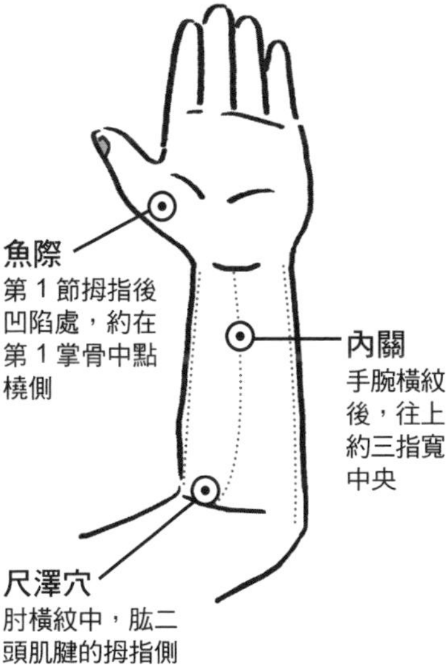
魚際
第 1 節拇指後凹陷處，約在第 1 掌骨中點橈側
內關
手腕橫紋後，往上約三指寬中央
尺澤穴
肘橫紋中，肱二頭肌腱的拇指側

發熱後，搓擦湧泉。叩擊，用雙拳輕叩腰背部，力量適中，當感到酸脹、發熱，結束手法治療。每日或隔日治療一次，每次按摩二十~三十分鐘，十五次為一個療程，療程間隔五天。

改善神經病變的按摩方法

神經病變是糖尿病較常見的併發症之一，由周圍神經病變引起，主要表現為下肢麻木、疼痛、感覺不靈敏、出現感覺障礙等。很多糖尿病患者都為此苦惱不已，越來越麻木的感覺使他們覺得沒有生存感，常常對生活充滿悲觀情緒。另外，還有一些糖尿病患者因為感覺不靈敏，而屢屢發生燙傷、灼傷等意外，嚴重影響患者的生活品質及生命安全。

其實，神經病變也可以採用自我按摩的方法進行改善和治療。具體的按摩方法是：糖尿病患者每天用手揉壓雙腳足三里處一分鐘，以有酸脹感為宜；最後找到血海穴，每天用手指揉壓兩側血海穴一分鐘；找到大腿內側的梁丘穴，糖尿病患者每天用手指按摩梁丘穴一分鐘；最後找到小腿外側的承山穴，糖尿病患者每天用手指揉壓承山穴一分鐘。

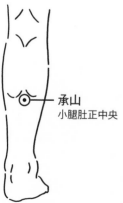

併發眼部疾病如何按摩

糖尿病另一最常見的併發症便是眼部疾病。患糖尿病五年以上的患者，視力會逐漸下降，若血糖控制不理想，還有可能提前發生眼底出血等視網膜病變，嚴重時還有可能導致失明，令患者失去對生活的希望。

這裡，就教大家如何利用自我按摩來防治視網膜病變，糖尿病患者如果能每天堅持做以下按摩，便可起到良好的預防及治療作用。

首先，糖尿病患者選准四白穴，然後用拇指指腹輕輕按揉四白穴一分鐘；再找到睛明穴，輕輕按揉睛明穴一分鐘；將手指放在眉毛內端的攢竹穴處，輕輕揉壓一分鐘；雙手手指放在太陽穴的位置上，輕輕揉壓太陽穴一分鐘；雙手食指彎曲，放在眼眶上，由內向外輕刮一分鐘。

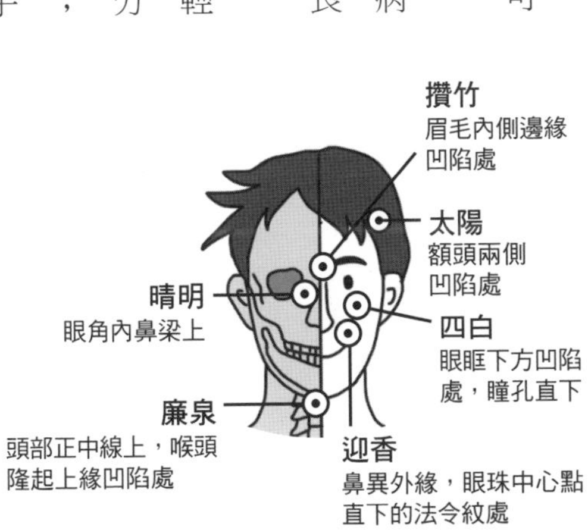
攢竹
眉毛內側邊緣凹陷處
太陽
額頭兩側凹陷處
晴明
眼角內鼻梁上
四白
眼眶下方凹陷處，瞳孔直下
廉泉
頭部正中線上，喉頭隆起上緣凹陷處
迎香
鼻異外緣，眼珠中心點直下的法令紋處

哪些穴位治療上消

中醫將糖尿病稱之為消渴病，根據不同的症狀，將消渴分為上消、中消和下消。上消屬肺，表現為口渴多飲，治療上消應選取胰俞穴、魚際穴和太溪穴。

胰俞穴是治療糖尿病的經驗效穴，刺激該穴位，可調節胰島素的分泌，改善胰島素分泌不足的情況。魚際穴可以滋陰降火，刺激該穴位可降燥熱，滋養肺部。太溪穴可補肺陰，也是按摩中常用到的穴位。

這三穴基本上都以按摩為主，每天閒暇時先大力揉捏魚際穴三分鐘，將兩側的魚際穴揉捏的有酸痛感後，再在胰俞穴上拔罐，時間以五十分鐘為宜。拔罐結束後，再用手指按摩兩側胰俞穴，最後按摩太溪穴，約三分鐘。

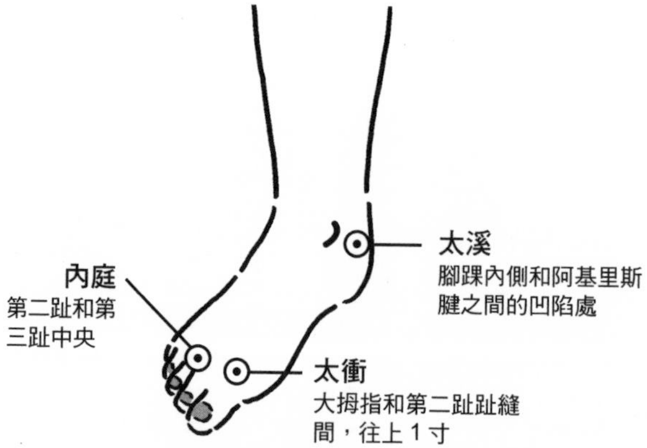

太溪
腳踝內側和阿基里斯腱之間的凹陷處
內庭
第二趾和第三趾中央
太衝
大拇指和第二趾趾縫間，往上 1 寸

哪些穴位治療中消

中消屬胃，多表現為多飲多食，治療中消常選取胰俞穴、內庭穴和太溪穴。中醫認為，治療中消，一定要補足胃陰。很多時候，中消糖尿病患者吃入腹中的食物並沒有轉化成身體所需要的物質，而是很快被排泄掉，容易引起胃火偏盛，使腸道功能紊亂，時間一長常引起便祕。所以，除了要選取胰俞穴，還應選取內庭穴泄胃火，以及太溪穴補腎陰、肺陰。

糖尿病患者可在每天早上七、八點鐘時，按摩身體兩側的內庭穴，持續三分鐘，以感覺酸脹、脹痛為宜。按摩內庭穴時，最好是從腳趾揉向腳跟，這樣效果會更好。晚上八點鐘左右再按照這個方法將兩側內庭穴按摩一次，然後在胰俞穴處拔罐，時間以五十分鐘為宜。拔罐結束後，輕柔按摩胰俞穴二分鐘左右，最後按摩太溪穴約三分鐘即可。

哪些穴位治療下消

下消屬腎，多表現為多飲多尿，治療下消常選取胰俞穴、腎俞穴、太衝穴及太溪穴。下消患者常尿頻尿多，並且尿的顏色渾濁，常感覺口乾舌燥、腰膝酸軟等。這都是因為下消患者腎陰不足所造成的。腎陰不足便會使腎收藏功能減弱，導致小便頻繁。所以，治療下消時，除了選取胰俞穴，還應選取腎俞和太溪穴補腎陰，為了降虛火，另選取了太沖穴。

每天臨睡前患者應先用熱水泡腳，然後按摩太衝穴三分鐘。太衝穴按摩完畢後，接著按摩太溪穴，以三分鐘為宜。最後，在腎俞穴及胰俞穴上拔罐，五十分鐘之後取罐，並繼續輕揉腎俞穴及胰俞穴二分鐘左右即可。

降低血糖的梳頭按摩法

梳頭可以刺激頭部穴位和臟腑相對應於頭部體表的全息區，每天抽出一點時間梳梳頭，便可達到治療疾病、強身健體的效果。經常梳頭，可使因刺激而產生的生物資訊，通過經絡和全息的傳感關係，使頭部的毛孔開放，促使邪氣外泄。同時，梳頭還可疏通經絡，宣通氣血，提升陽氣，調理臟腑，提高身體抗病能力。

糖尿病患者可以使用梳頭療法達到強身健體、降糖控糖的目的。梳頭降糖常用到的穴位有內分泌、胰膽、三焦、皮質下等穴部治療區及頭部全息穴區帶。糖尿病患者在梳頭時，只要梳理到這些穴區便可達到降糖的作用。

首先，在梳頭時，糖尿病患者應手持梳子與頭髮成九〇度角，梳齒深觸本神一區（雙側）、囟會二區，用平梳法上下梳刮，每區梳三分鐘，每分鐘大約梳八十次；用手指捏揉皮質下、內分泌穴各二分鐘，每分鐘大約六十次；用梳棒按壓胰膽、三焦穴，用揉法按摩每穴二分鐘，每分鐘按摩六十次。

揉頭推腳可降糖

揉頭降糖法。糖尿病患者舉起雙手放置在頭部，拇指和中指指尖按壓在迎香穴上，雙手微微用力，輕輕顫動，刺激迎香穴；拇指按壓在風池穴上，微微向下用力揉壓，按壓風池穴可使氣血通暢，能達到疏筋活絡的作用；手指緊按在頭頂，然後雙手微用力向下按壓頭皮，此法可改善大腦血液循環。

推拿四肢降糖法。推拿四肢可改善四肢微循環，促進新陳代謝，加速細胞對糖的吸收和利用，有明顯降血糖、改善併發症的作用。一隻手放在另一隻手的手臂內側，然後從手腕處輕輕往上推，直至腋部，進行三分鐘，雙手交替推拿；雙手放在大腿內側，然後從大腿內側根部往下推，直到腳腕部停止，再將雙手放置於足後跟處，然後從後根處慢慢往上推，進行五分鐘左右。

按摩預防糖尿病足

進行足部按摩前，最好先準備一些足部按摩膏，按摩膏會起到潤滑作用，避免傷害到皮膚。開始按摩時，患者應仰臥在床上，依次按揉左足上的腹腔神經叢、腎上腺、腎臟、輸尿管、膀胱反射區，分別按三分鐘。

按摩完這四處之後，再選取心臟反射區域，按摩三分鐘；接著，手指移到頭、眼、胃、十二指腸等反射區，再按壓約五分鐘；找到湧泉、太溪兩穴，分別按壓三分鐘。

最後，再回到腎上腺、腎臟、輸尿管、膀胱等反射區，再次揉壓三分鐘。按摩結束後，最好能喝些溫開水。需要注意的是，糖尿病患者若伴有酮酸中毒，不宜使用此法進行按摩。

物理療法治療糖尿病足

糖尿病足是由足部神經病變及血管病變引起的，屬於難以治療的下肢疼痛或缺血性潰瘍的糖尿病併發症之一。

無論是糖尿病的哪種併發症，在治療中都應嚴格控制血糖。糖尿病足大多數會發生潰瘍，所以此類患者還應預防感染，改善局部血液循環，在使用抗凝藥物治療的基礎上，聯合物理療法，以取得較好的療效。

首先，可使用磁療等方式來促進下肢或局部的血液循環，加速潰瘍癒合。如果患者創面感染較嚴重，有較多分泌物，則應多進行日光浴等，使病足得到充足的紫外線照射。此外，還應適量地進行一些肌肉運動，增強身體抵抗力。對於完全不適宜運動的患者，可使用按摩療法，對病患處進行按摩治療。

二、器具理療治療糖尿病

中醫傳承幾千年而不衰，這是因為中醫對治療疾病有許多獨到的優勢，尤其對慢性疾病更是積累了很多有效的治療方式，除了按摩，拔罐、刮痧、針灸等都對糖尿病具有控制作用，而且還可以疏通經絡、協調肺腑功能，好處數不勝數。

針灸降糖效果好

傳統的針灸也能對糖尿病有良好的治療作用。研究發現，針灸可以使糖尿病患者的病情有不同程度的改善，使血糖明顯下降，有些患者在經過針灸後，血糖亦能完全恢復正常。

針灸對二型糖尿病中的胰島素阻抗型患者治療效果更加明顯。主要是因為針灸可以啟動胰島素，促使胰島素分泌，從而使血糖下降，達到降低血糖的目的。針灸能調節交感和副交感神經之間的平衡，使周邊組織對胰島素的反應更加敏感，當人體處在高血糖狀態下，針灸能促使周邊組織加速對葡萄糖的利用，從而降低血糖。

雖然針灸能有效治療糖尿病，但仍有些不足。因為針灸的幅度有限，所以對於嚴重的糖尿病患者作用效果不大。另外，對於一些糖尿病併發症，針灸的作用效果不強，如糖尿病併發白內障、視網膜病變等眼部併發症，針灸的治療效果還未得到肯定，有待臨床研究。

針灸降糖選哪些穴位

選取脾俞穴、膈俞穴、胰俞穴、足三里穴、三陰交穴為主穴，然後以肺俞穴、胃俞穴、肝俞穴、中脘穴、關元穴及陰陵泉穴為配穴。針灸時緩慢撚轉，以針中度刺激以上穴位。每日進行一次，刺針後十五分鐘左右再拔出，一般十次為一個療程。

選取脾俞穴、膈俞穴、足三里穴為主穴，配穴以具體情況而定。若糖尿病患者表現為多食易飢或便祕症狀，則以胃俞穴、豐隆穴為配穴；若糖尿病患者表現為多尿、耳鳴等，則以腎俞穴、關元穴、複溜穴為配穴；若患者表現為多飲煩渴等，則以肺俞穴、意舍穴為配穴。在針灸時，以患者對針灸有較強感覺為宜，針灸後留針十五分鐘左右再拔出，拔針前應再運針一次。

針灸降糖的注意事項

給糖尿病患者進行針灸時應注意以下情況：

針灸前，患者應將身體清洗乾淨，尤其是針灸部位；針灸時應穿著寬鬆，不宜穿緊身衣褲；針具應進行嚴格消毒，下針時應避開血管部位；患者在針灸時應保持較舒適的體位，切勿在下針過程中翻動身體，以免引起疼痛；施針過程中應保持心情舒暢，切勿大喜大怒。

糖尿病患者發生以下情況時不宜針灸：

因飢餓、疲憊等出現低血糖反應時，不宜馬上針灸；妊娠糖尿病患者不宜進行針灸治療；有糖尿病酮酸中毒或糖尿病高滲昏迷症狀的患者不宜針灸治療；糖尿病患者皮膚潰瘍、感染時不宜針灸治療；糖尿病患者若暈針也不宜進行針灸治療。

為什麼針灸會「失效」

用針灸治療糖尿病時，一般採用體針和耳針相結合的方式進行治療。耳針治療可減輕糖尿病患者的飢餓感，降低患者食欲，控制熱量的攝取，針灸還能幫助調節患者的內分泌功能。但是有些時候，針灸療法會出現或多或少的「失效」現象，明明能調節血糖，最後卻無法控制。這是為什麼呢？

因為針灸治療在用穴時，對於不同證型的糖尿病有不同的配穴方法及運針手法，這些不同的方法在治療過程中能產生不同的作用。有些沒有經驗的施針者往往注意不到這一點，忽略了配穴和手法的重要性，使得治療效果不理想。

另外，有些糖尿病患者需要堅持幾個療程才能使血糖逐漸平穩，如肥胖型糖尿病患者。這類患者若想使血糖保持在較正常的範圍內，首先應控制體重，所以，針灸的同時會考慮到體重因素，必須堅持三個療程才會看到治療效果。

耳針療法如何選穴位

耳針療法簡稱耳針，是以毫針、艾灸等對耳廓穴位進行刺激的一種治病方法。中醫治療中，常以耳針療法治療一些慢性疾病，如糖尿病、高血壓等。治療糖尿病時，耳針療法也有一些常用的選穴方法。

取胰、內分泌、腎、三焦、耳迷根、心、肝等穴位，以針輕輕刺之，略有刺感為宜。每次只取三穴，刺針後二十分鐘左右再拔出，隔日一次，十次為一個療程；取胰、膽、肝、腎、緣中、交感等穴位為主穴，以三焦、渴點、飢點為配穴。施針時每次選四穴，以撚轉法運針約一分鐘，刺針後應留針二小時左右，留針期間，每半個小時再運針一次，兩耳交替，十次為一個療程。

需要注意的是，使用耳針療法時，若糖尿病患者耳部皮膚有感染、潰瘍時，應謹慎施針，有出血者及妊娠糖尿病患者不宜使用針灸療法。當糖尿病患者感覺到飢餓、疲勞時，應先進食、休息後再進行針灸，不應立即施針。

蜂針療法好處多

蜂針療法是人們利用蜜蜂螫器官為針具，循經絡皮部和穴位對患者施行不同手法的針刺，用來防治各種疾病的方法。蜂針療法常用來治療因糖尿病而引起的周身不適、免疫力低下、各類神經痛等症。

蜂針在刺激人體經絡穴位的同時還能自動注入皮內適量的蜂針液，具有獨特的藥理作用，並兼具溫灸效應。使用蜂針療法時，應先了解患者的具體病種及病情的輕重程度，再決定施針手法及療程長短。一般病症只需每天治療一次，十次為一個療程，經過一個療程後，便可取得顯著效果。

初次接受蜂針的患者可能會出現治療點或身體某些部位發生腫、癢和淋巴結腫大的現象，這是蜂針溫經通絡的正常反應，無需用藥，這些症狀會自行消失。需要注意的是，過敏體質的患者及十歲以下的兒童、蕁麻疹患者不宜使用蜂針療法進行治療。

蜂針療法對人體安全，沒有毒副作用。有研究發現，孕婦在接受了少量蜂針後，胎兒發育更加健全。所以，妊娠糖尿病患者也可放心使用此法。

蜂針液中含有一種易揮發物性成分，這種揮發物可溫經通脈、扶陽散寒，對人體十分有利。在使用蜂針療法時，糖尿病患者應先進行過敏試驗。因為蜂針液中含有少量蜂毒，有些患者對蜂毒有過敏反應，一旦治療過程中發生過敏，不但不會起到治療效果，還會對身體造成傷害。

另外，糖尿病患者在接受治療前，應先將受蜇部位用溫水和肥皂洗淨，然後醫生用鑷子捏住蜜蜂的頭部，再將蜜蜂尾部置於受蜇部位。這時，蜜蜂會本能地將蜂針刺入患者皮膚中。當蜂針刺入皮膚後，醫生再手持鑷子輕提蜜蜂身體，蜜蜂的身體與蜂針會自然脫離。蜂針刺入一五〇分鐘後，取出蜇針，整個治療過程完成。

中藥泡腳防治病足

中藥泡腳是一種簡便易行的健身方法，醫學上也稱作足浴療法，是指每天晚上臨睡前用溫熱水泡腳。

糖尿病足是糖尿病患者在病程中晚期因末梢神經病變、下肢動脈供血不足及細菌感染等多種因素引起的足部疼痛、皮膚潰瘍甚至肢端壞疽等病變。糖尿病患者一旦併發糖尿病足將會非常痛苦，也難以治療。所以，足浴對糖尿病患者十分重要。

經常泡腳可使足部溫度升高，促進局部微血管擴張，加速血液循環，有效預防和消除足部酸痛和腫脹，消除疲勞。同時，泡腳還可以對四肢末梢神經系統產生較為溫和的刺激，有效防治肢端末梢神經病變。所以說，糖尿病患者應經常泡腳，並在泡腳過程中按摩湧泉穴、太溪穴和然谷穴，經常按摩這三個穴位，對降低血糖十分有利。

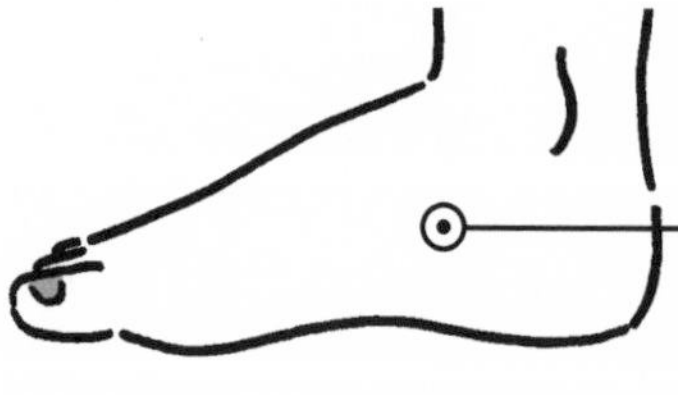

刮痧降糖法

刮痧療法是一種獨特的自然療法。它療效顯著，操作簡單，主要是疏通身體經絡氣血，從而使體內邪氣外泄，達到治療疾病的目的。刮痧用到的刮痧板由天然水牛角製成，水牛角本身也是一味中藥材，味辛、鹹，性寒，有清熱解毒、發散行氣之功效。

刮痧對二型糖尿病有很好的治療效果，糖尿病患者在進行刮痧療法時應注意改善生活環境，穩定自身情緒，保持心情平靜。如能堅持刮痧療法數月甚至數年，對防治二型糖尿病患者的心、腦、腎併發症大有益處。

取大椎、大杼、膏肓俞、神堂。配穴：脾俞、腎俞、廉泉、中脘、關元、太淵、神門、三陰交、然谷等穴。先刮主穴至出現痧痕為止，再刮配穴。每日一次。

取胸一至腰二及其兩側，腹中線、手背區、小腿內、外側區等穴部。先刮胸一至腰二及其兩側五行，刮至出現痧痕時，再刮腹中線，然後刮手背區、小腿內外側區。每日一次，十次為一個療程。

取脊柱兩側和腰骶椎及其兩側、肺俞、中脘、下腹部、腹股溝區、膝彎區及異常發現部位、患者主訴症狀的某些部位。先在糖尿病患者脊柱兩側輕刮三行至出現泛紅為止，再轉而刮肺俞和腰骶椎及其兩側五行，直至出現痧痕為止，點揉中脘，刮下腹部、腹股溝區和異常發現部位、患者主訴症狀的某些部位及膝彎區。每日一次，十次為一個療程。

取大椎、肺俞、肝俞、脾俞、腎俞、命門、中脘、關元、曲池、太淵、魚際、合谷、足三里、三陰交、內庭、太溪、太衝等穴。先刮背部的大椎、肺俞、肝俞、脾俞、腎俞、命門，再刮腹部的中脘、關元，然後刮上肢部的曲池、太淵、魚際、合谷，最後刮下肢部的足三里、三陰交、內庭、太溪、太衝穴。刮至微現痧痕為宜。此法應隔日進行一次。

小心熱療

已患病多年的糖尿病患者，一般伴有周圍神經病變，身體感知不靈敏，尤其是對冷熱的感知十分遲鈍。所以，糖尿病患者在進行熱療時應小心謹慎，避免發生燙傷、灼傷等情況。

營養較差，並有明顯的神經及微血管併發症的糖尿病患者常伴發一種特異性皮膚病變。主要症狀為皮膚表面有灼傷樣水皰或大皰，常以中老年患者為主。這種情況多是因使用烤爐、熱療及紅外線儀之類的設備時被燙傷、灼傷。

中老年糖尿病患者對溫度的感覺不敏感，進行熱療時，有時溫度過熱卻感覺不到燙，若沒有及時遠離熱源，很容易被燙傷，引起皮膚病變。另外，中老年糖尿病患者在泡腳時也應注意，尤其是冬天時，切忌直接用腳試水溫。因為冬天的時候，患者對溫度的感覺更加不靈敏，若此時用自己的腳試水溫，很容易發生燙傷。

拔罐療法降血糖

拔罐療法主要是以罐為工具，用燃燒、抽氣等方法，造成罐內負壓，使罐吸附於有關穴位，產生溫熱刺激，可幫助人體疏通經絡，協調臟腑功能，促進身體功能恢復，使疾病逐漸好轉或痊癒。

現在，家庭中一般使用抽氣罐和玻璃罐進行拔罐。抽氣罐不用火力排氣，不會燙傷皮膚，使用安全，易學易用。患者在使用時應根據穴位和病情輕重，掌控好吸拔力度和時間，一般以穴位皮膚溫熱略紅為宜。玻璃罐口小肚大，下端開口，質地透明。患者在使用時可以觀察到施罐穴位的皮膚充血程度，能靈活掌握刺激強度和留罐時間。一般以皮膚溫熱、潮紅或出現痧點為宜。具體的操作方法如下。

取腎俞、肺俞、胃俞、大腸俞、陽池等穴。每次選一個穴位。每日一次，十次為一療程。

取脾俞、胰俞、膈俞、足三里等穴。依次拔罐，隔日一次，十次為一療程。

取天樞、陽池、腎俞、三焦俞等穴。依次拔罐，每日或隔日一次，十次為一個療程。

取大腸俞、陽池等穴。上消配肺俞、大椎；中消配胃俞、曲池；下消配腎俞、關元。胃熱或陰虛火旺型亦可用刺絡拔罐法，或針刺後拔罐法。拔罐後患者應外用降糖散敷臍。每日或隔日治療一次，十次為一個療程。

取陽池、華佗夾脊（在背腰部，當第一胸椎至第五腰椎棘突下兩側，後正中線旁開〇・五寸，一側十七穴）等穴。患者應先以梅花針叩刺陽池，再在華佗夾脊從上至下輕叩三～五遍（以不見血為度）。然後在應拔部位和罐口塗以液狀石蠟，走罐至皮膚潮紅為度。每日或隔日一次，十次為一個療程。同時外用降糖散敷臍。

拔罐療法注意事項

糖尿病患者在進行拔罐療法時，若操作不當，很容易發生低血糖、感染等一系列併發症。所以，糖尿病患者在進行拔罐療法時應注意以下問題：

若有全身性水腫、咯血、中度或重度心臟病的糖尿病患者應慎用拔罐療法。婦女月經期、醉酒、過度疲勞、過飢、過飽、過渴、皮膚破損的患者應禁用拔罐療法。拔罐治療中要防止皮膚燙傷或破潰，防止感染，治療期間應嚴格控制飲食，多吃蔬菜和豆製品。拔罐時應保持室內溫暖，避開風口，以免受涼引發感冒等疾病。

拔罐時，應在火力正旺時扣罐，扣罐要求穩、准、快。罐具深而大、罐內溫度高則吸拔力大；反之則小，扣罐者可根據患者具體病情及需要靈活掌握力度。拔罐期間應多觀察患者的局部和全身反應。若患者感覺拔罐部位發熱、發緊、發酸、涼氣外出、溫暖舒適、嗜眠入睡則為正常現象。若患者有暈罐徵兆，出現如頭暈、噁心、面色蒼白、四肢厥冷、呼吸急促、脈細數等症狀時應立即取下，讓患者喝些溫開水，或取少量臥龍散、通關散等吹入患者耳中，以緩解以上不良反應。

第六章

合理用藥，穩定血糖

一旦患上糖尿病就要終身用藥。可是，許多人並不了解選藥原則、用藥細節，也很少關注中西藥物的屬性，從而經常覺得治療效果不理想。因此，本章專門介紹用藥原則及常見的降糖藥物，並且講述服用降糖藥物應注意的事項，幫各位專業選藥、用藥。

一、藥物降糖有講究

糖尿病患者需要終身依賴藥物以控制病情，可是各位究竟對糖尿病的用藥了解多少呢？對此，本節將全面講解服用降糖藥物的原則及一些相關事項。

藥物與非藥物治療相結合

有些糖尿病患者認為，既然糖尿病需要終身服藥治療，只要遵循醫囑按時服藥就好，像運動、心理療法等其實都不重要。事實上，這種想法非常不正確。單服用降糖藥治療糖尿病的效果有時候並不理想，所以不能忽視非藥物治療的效果。

糖尿病的發生是在遺傳和環境背景下，由不良的生活習慣、精神心理等所致。因此，合理飲食、控制體重、消除肥胖、勞逸結合、調節心理、鍛鍊身體、戒煙限酒等非藥物療法，對糖尿病也都有著極為重要的防治作用。有些輕微的糖尿病患者甚至單用非藥物療法進行治療，就能取得良好的治療效果。

另外，還有一些糖尿病患者並不屬於輕微型糖尿病，他們覺得依靠非藥物治療手段後血糖、血壓下降到了正常值，於是沒有諮詢醫生就擅自停藥，這樣做其實也很危險。糖尿病治療貴在堅持，不僅是堅持食療、運動，藥物治療也應長期堅持。即使血糖維持在正常值，也不能隨意停藥，應在醫生的指導下逐漸減少用藥量。

忌自行搭配藥物

有些患者見醫生經常將兩、三種藥物搭配使用，治療效果顯著，於是便自行搭配藥物，認為這樣做能很快穩定病情，使血糖平穩下來。孰不知，這種做法可能會使病情加重。雖然不同類的降糖藥能聯合使用，如磺醯脲素類加雙胍類、雙胍類加阿爾發葡萄糖苷酶抑制劑、阿爾發葡萄糖苷酶抑制劑加磺醯脲素類等。但這些藥物都不宜與同類藥物加在一起使用。

研究發現，各類降糖藥都可以與胰島素同時使用，但若是同類藥物疊加在一起使用，藥效不會增加，反而會引起不良反應，影響降糖效果。如有些糖尿病患者使用固利康錠後降糖效果不佳，又加用泌得贊錠。這是錯誤的搭配，不但難以達到降低血糖的效果，還有可能引起胃腸道反應、乳酸血症等併發症。

所以說，糖尿病患者在不完全了解各類藥物的藥效及相互作用機制時，切忌自行搭配藥物，以免發生不良反應，導致病情加重。

聯合用藥的原則(一)

在糖尿病治療中，醫生經常會選擇兩種或三種作用機制不同的藥物聯合治療，這樣比較合理，治療效果也較明顯。

在治療二型糖尿病患者中磺醯脲素類加雙胍類，這種聯合用藥方式比較普遍。兩者的作用機制不同，聯合應用有明顯的疊加作用，能很好地控制空腹及餐後血糖。但這兩者在合用時需注意兩個問題：一是兩者大部分都由腎臟排泄，因此合用時會加重腎臟負擔，應注意監測腎功能；二是雙胍類雖然單獨用時不會發生低血糖，但兩者合用可能會出現低血糖。當患者服用這兩種藥發生低血糖，應首先減少磺脲素類藥物的用量。

若磺脲素類加雙胍類兩者合用後，餐後血糖仍控制不理想，可加用阿爾發葡萄糖苷酶抑制劑。磺脲素類加阿爾發葡萄糖苷酶抑制劑二者的作用機制不同，聯合應用也有疊加作用。

研究表明，阿爾發葡萄糖苷酶抑制劑還可增加胰島素的敏感性，這更有助於增加磺脲素類藥物的降糖效果。

聯合用藥的原則(二)

噻唑烷二酮類的降糖作用具有胰島素劑量依賴性，而磺脲素類藥物正好可以促進胰島素釋放，因此，很多時候醫生也會選擇磺脲素類與噻唑烷二酮類藥物聯合應用，起到藥效疊加的作用。有研究表明，噻唑烷二酮類能改善糖尿病患者的脂質代謝，這有助於減輕磺脲素類降糖藥對心血管的不良反應。

雙胍類與阿爾發葡萄糖苷酶抑制劑合用，在糖尿病治療中應用也非常普遍，兩類藥物有明顯的協同作用，能顯著降低糖尿病患者空腹和餐後血糖，而且對於改善糖尿病患者的脂代謝紊亂也有一定的幫助。但兩者合用時會增加胃腸道的不良反應，患者在用藥時應多注意這一點。

柔醣錠能刺激胰島素分泌，因而與雙胍類、噻唑烷二酮類合用有協同作用。另外，促胰島素分泌劑、胰島素增敏劑、阿爾發葡萄糖苷酶抑制劑幾類藥物都可以與胰島素聯合使用，特別是胰島素增敏劑與胰島素聯合使用，有利於控制血糖、降脂、改善脂代謝、減少高胰島素血症、減少低血糖發生、減少心血管併發症的發生並能減輕體重。

手術治療後的護理

糖尿病患者在進行手術時最好把血糖控制在八・三三～一六・六五毫摩爾／升。手術順利結束後，糖尿病患者不要以為就可以鬆口氣了，術後的護理更重要。有些患者就是因為術後護理不當引發術後感染，甚至導致死亡。

糖尿病患者手術前，一般要把血糖控制在七・二～八・九毫摩爾／升，二十四小時尿糖定量在五～十克或以下，無酮症和酸中毒，使糖尿病控制於穩定狀態，避免發生低血糖。手術當日應禁食，並在體內留置導尿管，以便術中及時觀察尿量和尿糖、酮體等資料。術後一～三日可進食流質食物，每日需輸入二〇〇克左右的葡萄糖作為能量補充。當每日進食主糧達一五〇克，可停止靜脈輸入葡萄糖。每進食五十克主食，可給予普通胰島素四～八單位皮下注射，並開始用快速血糖機監測飯前半小時及飯後二小時的血糖，調整胰島素用量。這樣，糖尿病患者的手術就會和非糖尿患者實施手術時一樣安全，手術刀口會癒合良好。

併發眼病術後應如何用藥

糖尿病常見的併發症之一便是眼部疾病，一旦眼部發生病變，多需要進行雷射手術來治療，才能使病情緩解，逐漸恢復視力。需要注意的是，並不是手術做完就可以放心了，術後的護理工作也很重要。所以，糖尿病患者應掌握一些正確的護理方法。

眼部手術結束後，糖尿病患者應向醫生詢問正確的滴眼藥水方法，不正確的滴眼藥水方法可能會使眼部發生感染。糖尿病患者在術後應經常測試單眼視力，時刻注意視力的變化，若出現視物模糊等症狀應立刻就醫。還有，應時刻注意用眼衛生，不宜長時間用眼，造成眼疲勞，眼睛發癢或有其他異樣時，更不要用手直接揉拭，以免發生感染。

糖尿病併發眼病患者在術後應避免劇烈的運動，進行運動的時候，最好有家人陪在身邊，一旦發生意外，應及時前往醫院診治。術後的一段時間，患者應定期進行視力復查，以便了解術後眼部的康復情況，隨時掌握可能出現的其他異常情況。

按時按量服藥很重要

糖尿病患者若想控制好血糖值，應做到按時、按量、按規律服藥，最好能制訂一個詳細的服藥時間表，每次服藥時都與時間表比對一下，以養成良好的服藥習慣。

很多時候，糖尿病患者所需服用的藥物並不是單一的一種。這個時候，可以使用服藥標籤，用不同顏色按一週七天分別記錄，提前一週把每天應服的藥物寫在格子裡，每服一次藥就做一次記號，如畫個圈、打個叉等。這種方法也可以減少漏服藥物。一旦發生漏服，還可在時間表的備註欄裡寫明漏服原因等，防止下一次再出現漏服。

一般情況下，患者要服用的藥物種類越多，服藥時間表就越複雜，服錯藥的可能性也就越大。這就需要糖尿病患者堅持準時、正確地服藥，以免漏服、錯服藥物使血糖值忽高忽低，加重病情。

了解降糖中成藥

(1)**玉泉丸：**主要是由黃耆、葛根、天花粉、人參、甘草等中草藥組成，有生津消渴、養陰滋腎、益氣和中等功效，適用於多飲少食的上消證糖尿病患者。每次六克，每日三次，以溫開水送服。需要注意的是，兒童患者在服用本藥時，應諮詢醫生，酌情減少用藥量。

(2)**六味地黃丸：**六味地黃丸有滋陰補腎、增加免疫力、降血脂、降血壓、降血糖等作用，主要成分是熟地黃、山茱萸、山藥、茯苓等，適用於肝腎陰虛的二型糖尿病患者，主治頭暈耳鳴、腰膝酸軟等症。每次六克，每日二次，口服。服用六味地黃丸時應注意，感冒時，不宜在服用該藥的同時服用感冒藥。

(3)**明目地黃丸：**明目地黃丸是在六味地黃丸的基礎上又加入了幾味中草藥而製成，如枸杞子、甘菊花等。具有滋養腎臟、養血明目等功效，對糖尿病視網膜病變患者有一定治療效果。每次一丸，每日二次，口服。服用明目地黃丸的糖尿病患者應忌食辛辣刺激性食物，以免影響藥效。

降糖益氣中草藥

⑴**人參：**人參是多年生草本植物，有「百草之王」的美稱，是馳名中外的名貴藥材。研究發現，人參有明顯的降血糖作用，可改善糖尿病患者乏力、口渴等症狀，還能降低血糖及尿糖值。而且人參對血糖代謝有雙向調節作用，既可降低高血糖，又可升高低血糖。

⑵**黃芪：**黃芪又名黃耆，為豆科草本植物蒙古黃芪、膜莢黃芪的根。黃芪富含多種胺基酸及微量元素，有保肝、利尿、抗衰老、降低血壓等多種作用。主要用於治療氣虛乏力、內熱消渴、慢性腎炎、糖尿病等病症。

⑶**白朮：**白朮為菊科植物白朮的乾燥根莖，味苦、性溫，有健脾益氣、燥濕利水之功效。還具有抗氧化、抗衰老、降血糖等作用。

滋陰降糖中草藥

⑴**生地黃：**生地黃為玄參科草本植物地黃的根，將地黃的根挖出來後，洗乾淨生用或乾

燥後再用，稱為生地黃。生地黃味苦、性寒，有養陰生津的作用。生地黃含有地黃素、生物鹼、維生素和胺基酸，有護肝、利尿、降低血糖等功效。

⑵**玄參：**中藥中所指的玄參是雙葉子植物玄參科玄參的乾燥根。它含有生物鹼、油酸、亞麻酸及左旋天冬醯胺等成分，味苦、性微寒，有滋陰涼血、有效降低血壓、血糖等功效，也是治療糖尿病較常見的中草藥。

⑶**枸杞子：**枸杞子為茄科植物，味甘、性平，具有滋補肝腎、益精明目等功效，常用來治療肝腎陰虧、消渴、頭暈、目眩等症。能調節血脂、降低血糖，食用方法十分方便，可入藥，也可嚼服，做湯的時候也可以放入幾粒。

清熱解毒降糖中草藥

⑴**黃連：**黃連為毛莨科植物黃連的乾燥根莖，味苦、性寒，具有清熱解毒的作用。黃連中含有黃連素成分，黃連素可通過抑制糖質新生來降低血糖。但患者在服用黃連時應注意，黃連乃大苦大寒之物，長時間過量服用會傷及脾胃，脾胃虛寒的患者應慎用。

⑵**葛根：**葛根為豆科植物野葛的乾燥根，也是常食的一種蔬菜。葛根中含有多種黃酮類

成分及葛根素，這幾樣物質都對高血壓、高血脂、高血糖和心腦血管疾病有一定的治療效果。而且，葛根中的葛根素有明顯的降糖作用，治療糖尿病效果顯著。

(3)**地骨皮：**地骨皮為茄科植物枸杞的根皮，味甘、性寒，具有清熱涼血等作用，並有顯著的降壓、降糖效果。

哪些患者適合中藥治療

西醫治療糖尿病一般效果比較明顯，一旦用藥，能迅速起效，但有著不同程度的副作用及不良反應，這是許多糖尿病患者頭痛的問題。為了將血糖控制在較為理想的數值，許多患者經常是大劑量使用西藥，久而久之，便給身體帶來了新的傷害。

中醫雖然起效較慢，但效果穩定，不良反應較少，對身體損害小。對於那些西醫也無法有效防治的併發症有很好的治療效果。如糖尿病併發腎病、眼病及神經系統疾病的患者，就十分適合採用中醫治療。

還有一些輕度二型糖尿病患者，中醫治療配合嚴格的飲食控制和運動，完全可以將血糖控制在較正常範圍。這種情況下，可以在醫生的指導下，慢慢停服西藥，完全採用中醫治療來控制病情。

降糖藥並非越貴越好

有時候，有些糖尿病患者看到醫生開的藥物會產生這樣的疑惑：這麼便宜的藥真能治好糖尿病？不僅如此，很多時候，患者還會主動要求醫生換成價格較高的降糖藥物，好像降糖藥越貴治療效果越好。而事實上，降糖藥的價格高低並不能代表該藥物的藥效好壞。

這麼多口服降糖藥之所以能在市面上存在，說明它在某一方面具有一定的優勢及作用。也就是說，各種口服降糖藥只有用的合適不合適之說，沒有絕對的好壞。每種藥物都有它的長處和缺點，要全面評價一種藥物，不能單從價格方面評斷。比如說，降糖作用強的，引起低血糖的危險就大；不容易引起低血糖的，降糖作用就較弱或者較短。另外雙胍類藥物能夠抑制食欲，這是它的「正作用」；但是如果這種藥物所引起的食欲下降過於明顯，以致到了噁心、嘔吐的地步，這就成了它的副作用。

所以，糖尿病患者應與醫生多溝通，選擇最合適的降糖藥，而不能以價取藥，輕率地認為「便宜沒好貨」。

並非所有患者都要服降糖藥

在二型糖尿病患者中，約有二〇%的患者是不需要服用降糖藥物來進行治療的。這類患者完全可以依靠飲食控制及運動療法取得滿意的治療效果。

二型糖尿病患者初診時，醫生如果發現其空腹血糖不到一一・一毫摩爾／升，且餐後二小時血糖不到一六・七毫摩爾／升，會告知患者，他的胰島還有一定的功能，應先嚴格控制飲食、加強運動，一個月後再複查。

如果一個月後，患者的血糖有較為明顯的下降，醫生會建議患者繼續飲食控制，並持續運動，以觀後效。但若患者複查時血糖控制不理想，醫生會根據情況適當選用一些口服降糖藥給患者服用。

但若是一開始患者的血糖就很高，比如說空腹血糖高於一一・一毫摩爾／升，餐後二小時血糖高於一六・七毫摩爾／升，醫生就會馬上對患者用藥。所以說，並不是所有糖尿病患者都得靠藥物治療才能使血糖值下降，應根據患者具體情況做出最合理的治療方案。

不宜口服降糖藥的患者

有些糖尿病患者不用口服降糖藥便能控制好血糖，但有些患者必須用藥卻又不宜服用降糖藥。這是怎麼回事呢？

對一型糖尿病患者而言，不宜單獨使用口服降糖藥，而是要與胰島素聯合使用，如二甲雙胍和克血糖膜衣錠等。這是因為一型糖尿病患者的胰島細胞幾乎完全被破壞，胰島素分泌功能幾乎喪失，不能使口服降糖藥發揮其原有作用。所以，一型糖尿病患者單獨使用口服降糖藥根本不能使血糖下降，必須用胰島素替代治療。

另外，妊娠期與哺乳期的糖尿病患者及肝腎功能不全的糖尿病患者，也不宜服用口服降糖藥。口服降糖藥會引起胎兒發育異常，還能通過乳汁影響嬰兒的發育。因此，妊娠和哺乳期婦女應停用口服降糖藥。肝腎功能不全者服用口服降糖藥後可能發生藥物積蓄中毒或發生低血糖症，還可進一步損傷肝腎功能，也應該慎用。

二、服藥降糖的重要細節

隨著醫學的發展，越來越多降糖藥物被研製出來。然而，面對種類紛繁的降糖藥物，很多人都會眼花繚亂，不知道究竟該選擇哪種。所以，本節介紹了各種常見藥物的具體藥性、用藥方法和禁忌，幫助各位找出最適合自己的降糖藥物。

了解雙胍類藥物

臨床應用的雙胍類藥物有二甲雙胍。

雙胍類藥物能促進受體與胰島素的結合，增強胰島素的敏感性；加強周邊組織對葡萄糖的攝取；減少肝葡萄糖輸出；減少腸道對葡萄糖的吸收。糖尿病患者在單獨使用雙胍類藥物時，降糖作用雖然低於磺脲素類降糖藥，但這類藥物單獨使用時不會出現低血糖反應，還可降低總膽固醇，降低導致心血管併發症的危險因素，對預防心血管併發症有利。

二型糖尿病患者，特別是肥胖者，如果在飲食、運動的基礎上，血糖控制仍不理想，可選擇雙胍類藥物；用磺脲素類藥物失效者，也可加用雙胍類藥物。一型糖尿病患者應用胰島素治療過程中，如果血糖波動較大，也可加用雙胍類藥物以利於穩定病情。

服用雙胍類藥物應注意不良反應

雙胍類藥物降糖效果較好，價格又比較便宜，且還能減輕體重，是肥胖糖尿病患者的首選藥物。但這類藥物還是有一些不良反應需要糖尿病患者注意。

老年人或者心、肝、腎、肺等重要臟器有病變的糖尿病患者，本身體內乳酸的生成就會增多，容易使乳酸在血中堆積，如果這種時候再服用大量的雙胍類降糖藥，就會大大增加糖尿病患者發生乳酸血症的危險。

除了會引起乳酸血症，雙胍類藥物還會使糖尿病患者出現食欲不振、噁心、嘔吐等消化道不良反應。另外，長期大量服用雙胍類藥物，還會加重肝腎功能的損害，對於已經出現了肝腎功能不正常的糖尿病患者，最好不服用此類藥物。

什麼是阿爾發葡萄糖苷酶抑制劑

阿爾發葡萄糖苷酶抑制劑在臨床上常用克血糖膜衣錠和伏格列波糖等。阿爾發葡萄糖苷酶活性，能阻礙寡糖分解為單糖，延緩腸道對糖類的吸收，可明顯降低餐後血糖，長期使用可降低空腹血糖水準。阿爾發葡萄糖苷酶抑制劑不會刺激胰島素分泌，因此，單獨使用時不會引起低血糖反應，二型糖尿病患者若餐後高血糖明顯，最適合使用此藥。

糖尿病患者在使用阿爾發葡萄糖苷酶抑制劑時需要注意，單服用阿爾發葡萄糖苷酶抑制劑不會發生低血糖反應，但阿爾發葡萄糖苷酶抑制劑和磺脲素類或胰島素合用時有可能會出現低血糖反應。如果出現低血糖反應，糖尿病患者應馬上口服葡萄糖或靜脈注射葡萄糖。

糖尿病患者應在醫生的指導下正確服用阿爾發葡萄糖苷酶抑制劑，先從小劑量開始服用，再根據餐後血糖逐漸增加用藥量。阿爾發葡萄糖苷酶抑制劑必須與第一口飯同時嚼碎服下，有嚴重肝、腎功能障礙的糖尿病患者最好不用此藥。

磺醯脲素類藥物繼發性失效怎麼辦

想要合理、快速地解決磺脲素類藥物繼發性失效的問題，一般可採用加服其他類降糖藥物的方法，如加用雙胍類降糖藥或加服克血糖膜衣錠。

當磺醯脲素類藥物繼發性失效時，增服雙胍類降糖藥是首選的方法。如果採取磺醯脲素類藥加雙胍類藥治療時糖尿病患者出現低血糖反應，患者應首先減少磺醯脲素類藥劑量，雙胍類藥劑量保持不變。另外，若磺醯脲素類藥物繼發性失效時，也可採用加服克血糖膜衣錠的方法。克血糖膜衣錠也叫阿卡波糖，它可延緩糖的吸收，減少餐後高血糖。值得注意的是，若磺脲素類藥加克血糖膜衣錠治療時也發生低血糖反應時，患者應立即靜脈注射葡萄糖，因為這種情況下口服糖經常無效。

除了採用加服其他類藥物的方法，糖尿病患者也可停用磺脲素類藥改用胰島素治療，以此方法來解決磺脲素類藥物繼發性失效的情況。糖尿病患者可等到病情穩定好轉後再改用磺脲素類降糖藥，這時候便可重新獲得療效。

磺醯脲素類藥物應防低血糖

磺脲素類藥物降糖效果頗佳，但它的一些不良反應也應引起糖尿病患者的重視。磺脲素類藥物最常見的不良反應是低血糖。因磺脲素類藥物作用機制主要是直接刺激胰島β細胞分泌胰島素，從而使血胰島素濃度增高，若糖尿病患者用藥劑量過大、老年體弱、體力活動過多、不規則進食、飲酒或飲用含酒精的飲料後，均可引起低血糖反應。

另外，磺醯脲素類藥物在與其他藥物合用時，也可增加低血糖反應的發生率。如磺醯脲素類藥物在與阿司匹林、單胺氧化酶抑制劑合用時，常使糖尿病患者感覺飢餓、心悸、手抖、多汗等低血糖症狀。輕微的低血糖反應可自行緩解，但如果低血糖反應嚴重時必須馬上進食或輸入葡萄糖。

低血糖反應常可誘發冠心病患者的心絞痛或心肌梗塞，腦血管意外及反復發作或持久性低血糖，可造成中樞神經系統不可逆性損害，甚至導致昏迷或死亡。所以，糖尿病患者在服用磺脲素類藥物時，應特別注意低血糖反應，一旦發作應立即補充糖分，嚴重時應馬上送往醫院進行救治。

了解磺醯脲素類藥物的不良反應

除了引起低血糖反應，磺醯脲素類藥物還有一些不良反應。如該藥物對體重的影響、對消化道反應的影響及對皮膚和神經系統的影響等。

磺醯脲素類藥物可使糖尿病患者體重增加，而且體重越重，患者對磺醯尿素類藥物的需要量也就越大，最終使磺醯脲素類藥物繼發性失效，患者不得不採用胰島素治療。長期服用磺醯脲素類藥物還會引起腹部不適、噁心、食欲減退、腹瀉等症狀，但一般症狀較輕，停藥後可自行恢復。

另外，糖尿病患者在服用磺醯脲素類藥物時偶會發生皮疹、蕁麻疹及皮膚搔癢等不良反應，因此，患有皮膚病的患者在服用該藥時應注意。部分磺尿素類藥物患者服用量較大時會產生頭痛、頭暈、視物模糊、四肢震顫等神經系統反應，在減藥或停藥後症狀會自行消失。

什麼是磺醯脲素類藥物原（繼）發性失效

磺醯脲素類藥物原發性失效是指糖尿病患者在嚴格的飲食控制和適量運動的作用下，服用足夠的磺醯脲素類藥物卻仍達不到良好的降糖效果。一般來說，在適合使用磺醯脲素類降血糖藥物治療的患者中，只有約五分之一的患者是無效的，但在加用雙胍類、阿爾發葡萄糖苷酶抑制劑或胰島素等治療後皆可達到良好的血糖控制療效。

而磺醯脲素類繼發性失效大部分並不是真正的失效，很多時候都是因為糖尿病患者突然更換磺醯脲素類降糖藥品種而引起的。雖然磺醯脲素類降糖藥共同的作用機制是刺激胰島β細胞分泌胰島素，但每一種磺醯尿素類藥物作用的方式、起效的速度、降糖作用強度、藥物半衰期、代謝產物有無降糖作用、代謝產物排泄的速度與途徑、降糖作用持續的時間等多方面都存在差異，所以降糖效果也不同。如果患者把作用力較強換成作用弱的磺脲素類藥，卻獲得了更好的效果，可能是患者對這種藥較為敏感。

預防併發症可服阿斯匹林腸溶膜衣錠

阿斯匹林腸溶膜衣錠是解熱鎮痛及非類固醇抗發炎藥，可抑制環氧合酶，糾正血小板功能，保護血管內皮，有效預防血管併發症。臨床研究發現，糖尿病患者每天服用小劑量的阿斯匹林腸溶膜衣錠後，可明顯降低心腦血管併發症的發生率，並能減少視網膜病變，預防白內障。

有專家認為，糖尿病幾乎等同於心血管病，若糖尿病患者有冠心病家族史、中風或短暫性腦缺血發作史、血脂異常等情況，應及早開始使用阿斯匹林腸溶膜衣錠治療。

但阿斯匹林腸溶膜衣錠會引起胃腸道不良反應，有胃出血傾向或胃腸道疾病的患者應慎重用藥。另外有以下情況的糖尿病患者要禁用阿斯匹林腸溶膜衣錠。首先，對阿斯匹林腸溶膜衣錠過敏的患者要禁用該藥。其次，若使用該藥的糖尿病患者年齡在二十一歲以下，可能會引發雷諾氏症候群，這是一種較罕見的兒童疾病，因此，二十一歲以下的患者最好不要使用阿斯匹林腸溶膜衣錠。

什麼是胰島素

很多糖尿病患者將胰島素看得過於神祕，一聽到醫生說需要使用胰島素治療，便以為自己的病情已經惡化到不可控制的地步。其實，胰島素治療並沒有大家想像得那麼可怕，糖尿病患者應正確看待胰島素。

首先，糖尿病患者需要了解，胰島素並不是用了就不能停。當血糖很高或者是出現急性併發症，就必須使用胰島素降糖。當血糖慢慢平穩後，完全可以停用胰島素，改由藥物治療。當然，合理的飲食控制及適量的運動，在治療過程中也是必不可少的。

其次，使用胰島素並不意味著病情惡化。有時，糖尿病患者的病程太長或者隨著年齡的增長，身體胰島素的分泌功能會衰退，這個時候就需要注射胰島素，補充體內胰島素的不足，幫助降低血糖。

胰島素和保存方法

很多糖尿病患者需要使用胰島素進行治療，一般基本都是每日飯前二十分鐘左右注射，但是患者根本不可能一次次往醫院跑。於是，很多患者會買回胰島素，自己注射。但很多患者發現，自己保存的胰島素不知道為什麼總是失效，使得血糖無法得到有效控制。

這多是因為胰島素保存不當所造成。那麼，怎樣保存胰島素才是正確的呢？

首先，胰島素應避免高溫及陽光直照，要保存在二℃的冰箱內。在冰箱裡可保存一個月，超過一個月的胰島素在使用前應判定是否失效。而且胰島素應放在冰箱內的冷藏室內，切忌放入冰凍層，若不小心放錯了位置，導致胰島素結冰，就不可再使用。患者在注射胰島素前應先將胰島素在室溫下放置二十分鐘左右再注射，出外旅行時，也應隨身攜帶。

常見的胰島素用法

胰島素是由胰島β細胞受刺激而分泌的一種肽類激素，也是體內唯一降低血糖的荷爾蒙，能促進糖原、脂肪、蛋白質合成。糖尿病患者體內胰島素經常分泌不足，導致血內糖分增多，引發高血糖。服用降糖藥達不到良好治療效果的糖尿病患者，常會選擇注射胰島素。

胰島素可分為短效、中效、長效。短效胰島素一般於三餐前或早、晚餐前皮下注射。一般情況下，短效胰島素多和中效或長效胰島素配合使用，以達到較好的治療效果。中效胰島素一般用於病情較輕的糖尿病患者，睡前或早餐前可注射一次。單獨使用長效胰島素效果不佳時，必須與短效胰島素聯合使用，病情較重者可中效或長效胰島素與短效胰島素混合使用，於早餐或早、晚餐前皮下注射。

需要注意的是，糖尿病患者若發生酮酸中毒，可使用短效胰島素做靜脈注射，但中效或長效胰島素不能用做靜脈注射。

兒童糖尿病患者能用胰島素嗎

現在，常見的胰島素產品有數十種，可分為短效、中效和長效三類。一般是將豬或牛胰島中提取的胰島素，改造為人胰島素。胰島素治療不光局限於中老年糖尿病患者，在治療兒童糖尿病時也至關重要。

兒童糖尿病患者每天的胰島素需要量為〇・四～一・〇單位／公斤，在治療初始，第一天注射胰島素時，最好將胰島素劑量控制在〇・五單位／公斤左右。平均分配全天用量，分別於三餐前及臨睡前約二十分鐘時注射。

若兒童糖尿病患者在使用胰島素治療後病情已經穩定一段時間，但血糖又突然出現波動，應先從患者的飲食、情緒及有無感染等多方面尋找原因，排除以上因素後再考慮調整胰島素的治療方案。

注射胰島素的準備工作

有些糖尿病患者需要長期注射胰島素，但每次都往醫院跑，讓不少患者感覺既浪費時間又得掛號排隊，十分麻煩。其實，只要學會正確的注射方法，便可以自己在家注射胰島素。

首先用酒精消毒胰島素瓶蓋，再向胰島素瓶內注入略大於所抽取胰島素量的氣體，以便準確抽取胰島素。如果注射的是混合胰島素，應在注入空氣後，先準確地抽取短效胰島素的用量，再一次性地準確抽取所需劑量的中效胰島素或長效胰島素。

抽好兩種胰島素後，從中、長效胰島素瓶中把針抽出來，再抽一點空氣形成小氣泡，然後上下翻動注射器，混勻胰島素。胰島素混合好後，將注射針頭向上直立，輕輕推動注射器，排出注射器中的空氣。此時需要注意的是，有一些很小的氣泡並不會對人體造成傷害，不要因為排空氣而把胰島素排出來。

正確注射胰島素的方法

注射胰島素的準備工作做好後，接下來要選擇好注射的部位，並進行消毒。一般情況下，胰島素要皮下注射，醫生經常選擇的最佳部位有：前臂外側、三角肌處、大腿前部及外側、腹部及臀部。

在不同部位注射胰島素，藥物吸收快慢也不同，以腹部吸收得最快，其次是臂部，然後是大腿和臀部。所以，糖尿病患者應根據自身具體情況選擇合適的注射部位。另外，注射部位要經常更換，不應在短時間內於同一部位進行多次注射，可選擇在多個部位轉換注射，以防同一部位多次注射後，局部皮下組織吸收能力減低，導致胰島素不能完全吸收。選擇好注射部位後，要先用碘酒後用酒精對該部位進行消毒。

消毒完畢後，可用左手拇指和食指將皮膚夾住輕輕提起，將抽好胰島素的注射器針尖與皮膚成九十度角注入，消瘦者可將針尖與皮膚成四十五度角注入。試抽一下，如無回血，便將胰島素注入。注射完畢後，用消毒棉球壓迫注射處，快速拔出針頭。

注射胰島素時間有講究

受個體差異等影響，每種胰島素的作用高峰時間均有所不同。糖尿病患者可以在注射胰島素之後的二小時、二．五小時、三小時、三．五小時及四小時時分別檢測一下血糖。了解每個時間點的血糖值，找出血糖值最低的時間，這個時間便是胰島素作用最強的時間。

排除糖尿病患者的個體差異，一般情況下，短效胰島素的作用高峰時間是在注射後三～四小時。餐前血糖值也是決定胰島素使用時間的關鍵因素，如果餐前血糖較高，患者應在飯前四十五分鐘注射；若餐前血糖較低，最好在準備就餐時注射胰島素。

對於到底何時才是胰島素的最佳注射時間，相關專家提出了一些建議：糖尿病患者應根據自己飯前四十五分鐘血糖值來使用胰島素。當飯前四十五分鐘血糖值大於五毫克／升，應在吃飯時注射胰島素；當飯前四十五分鐘血糖值在五～七毫克／升，應在飯後注射胰島素；當飯前四十五分鐘血糖值在七～十二毫克／升，應在飯前十五分鐘注射胰島素；當飯前四十五分鐘血糖值為十二～十八毫克／升，應在飯前三十分鐘注射胰島素；當飯前四十五分鐘血糖值大於十八毫克／升，應在飯前四十五分鐘注射胰島素。

了解胰島素增敏劑

胰島素增敏劑適用於二型糖尿病的治療。胰島素增敏劑可持久地改善糖代謝，減輕胰島β細胞負擔，對胰島β細胞分泌胰島素功能起保護作用，還對多種組織有直接的效應，對組織器官也有一定的保護作用。

胰島素增敏劑能通過降低胰島素阻抗，增加肌肉和內臟脂肪組織對胰島素的敏感性，繼而促進血液中的葡萄糖進入細胞內，降低血液中的血糖。其中噻唑烷二酮是最新研製開發的胰島素增敏劑。這類藥物能明顯增強骨骼肌的葡萄糖氧化代謝，抑制肝臟的糖質新生，增加標的細胞對胰島素的敏感性，從而減輕胰島素阻抗。

胰島素增敏劑在治療中可單獨使用，也可以與其他降糖藥，如與胰島素、二甲雙胍、磺脲素類等藥物聯合應用，能提高降糖效果。糖尿病患者需要注意的是，胰島素增敏劑在單獨服用時，不會發生低血糖反應，但與其他降糖藥物聯合使用時卻有可能出現低血糖反應。

胰島素和口服降糖藥的區別

有些糖尿病患者始終不明白，到底胰島素和降糖藥有什麼區別？什麼時候該注射胰島素，什麼情況下又適合口服降糖藥呢？下面就讓我們一起來學習一下。

一型糖尿病患者必須使用胰島素才能穩定病情，控制血糖值。但有些一型糖尿病患者對胰島素並不敏感，這個時候，就需要加服雙胍類降糖藥，以提高胰島素的敏感性，穩定病情。需要注意的是，磺脲素類降糖藥並不適合一型糖尿病患者，一型糖尿病患者應禁服這類藥物。

二型糖尿病患者一般通過飲食控制、運動和口服降糖藥來穩定病情。但若仍不能保持較正常的血糖值，就需要加用胰島素。二型糖尿病患者在使用胰島素治療時應注意，最好採用聯合用藥治療的方案。即在原來足量口服降糖藥的基礎上，睡前注射一次中效胰島素，這樣多數患者的空腹血糖可迅速達到嚴格控制水準，又不至於發生低血糖。

胰島素治療有哪些不良反應

⑴**低血糖反應**：這是很多降糖藥物都可能會引起的不良反應。糖尿病患者在服用降糖藥或胰島素用量過大時，就有可能發生低血糖。出現低血糖時，糖尿病患者會覺得飢餓、出汗、心悸、手抖、無力等。這些症狀的輕重與血糖下降的速度有直接關係。

例如，患者服用速效胰島素過量，使血糖降低過快，就會使交感神經興奮，發生低血糖。有些糖尿病患者在服用長效胰島素過量時，雖然血糖降低慢，但也會引發低血糖反應。多表現為頭痛、視物模糊、精神混亂等，中樞神經系統功能發生障礙。所以，糖尿病患者為避免在使用胰島素後發生低血糖反應，可在注射胰島素之後進食些蛋白質含量較豐富的食品，這些食物在胃內停留的時間較長，轉變成葡萄糖的速度比較緩慢。

⑵**體重增加**：有些糖尿病患者正是因為害怕注射胰島素後出現低血糖反應，便自行增加糖分的攝取。這樣一來，確實可以預防發生低血糖，但卻使體重加速增加。所以，患者在服藥及注射胰島素期間，應嚴格控制飲食，適量增加運動，調整好胰島素、飲食和運動三者之間的關係。

⑶**胰島素水腫：**有些糖尿病患者在注射胰島素早期會出現水腫現象，尤以年輕女性患者較常見，多發生在患者面部及四肢。有些長期血糖控制不理想的糖尿病患者，在應用胰島素之後，雖然病情可迅速得到控制，但也會出現胰島素水腫。一般水腫持續四～六天，不需用藥便會自行消退。

胰島素水腫的原因在醫學上還不是很清楚，但有些專家認為，這可能跟糖尿病未控制前的失水失鈉、葡萄糖減少等現象有關。因為糖尿病患者在病情緩解後尿量恢復正常，失水失鈉減少，相對發生水鈉瀦留，在使用胰島素後，更促進了腎小管吸收鈉，而增加了水鈉瀦留，最後發生水腫。

⑷**高胰島素血症：**肥胖二型糖尿病患者在使用胰島素治療時，如果用量偏大，容易發生高胰島素血症。所以，這類糖尿病患者在使用胰島素時要嚴格掌握用量及適應證，而且最好能與二甲雙胍或克血糖膜衣錠聯合應用。

⑸**過敏反應：**過敏反應可分為局部過敏和全身性過敏，只有個別患者才會出現。發生局部過敏時，患者的注射部位及周圍會出現蕁麻疹、紅斑及皮膚搔癢；發生全身性過敏時，患者的注射部位可出現全身蕁麻疹、血管性水腫。

(6)**視物模糊：**胰島素治療過程中，如果血糖下降影響到水晶體及玻璃體內滲透壓，就會使患者感覺視物模糊。但這種變化只是暫時性的，血糖濃度恢復正常後便會消失。

國家圖書館出版品預行編目(CIP)資料

糖尿病有救！降糖全書：數百種實用小方法，輕鬆
降低高血糖／劉維鵬作. -- 初版. -- 新北市：
世茂, 2021.01
面；　公分. --（生活健康 ; B485）
ISBN978-986-5408-40-4（平裝）

1.糖尿病　2.保健常識　3.健康飲食　4.中西醫整合

415.668　　109016498

生活健康 B485

糖尿病有救！降糖全書：
數百種實用小方法，輕鬆降低高血糖

作　　者／劉維鵬等
主　　編／楊鈺儀
責任編輯／李雁文
封面設計／林芷伊
出 版 者／世茂出版有限公司
地　　址／（231）新北市新店區民生路 19 號 5 樓
電　　話／（02）2218-3277
傳　　真／（02）2218-3239（訂書專線）
劃撥帳號／19911841
戶　　名／世茂出版有限公司 單次郵購總金額未滿 500 元（含），請加 60 元掛號費
酷 書 網／www.coolbooks.com.tw
排版製版／辰皓國際出版製作有限公司
印　　刷／傳興彩色印刷有限公司
初版一刷／2021 年 01 月
　　二刷／2021 年 10 月

ＩＳＢＮ／978-986-5408-40-4
定　　價／320 元

本作品中文繁體版通過成都天鳶文化傳播有限公司代理，經中國科學技術出版社有限公司授予世茂出版有限公司獨家發行，非經書面同意，不得以任何形式，任意重制轉載。
©【最新圖文版】《降糖就這麼有效（修訂版）》由中國科學技術出版社 2017 年出版